大脑与心脏抗衰老的101种方法

[日]白泽卓二 著 刘晓静 译

河北科学技术出版社

· 石家庄 ·

著作权合同登记号　冀图登字：03-2021-140

图书在版编目（ＣＩＰ）数据

大脑与心脏抗衰老的101种方法 / (日) 白泽卓二著；
刘晓静译. -- 石家庄：河北科学技术出版社, 2022.3
ISBN 978-7-5717-1054-5

Ⅰ.①大… Ⅱ.①白… ②刘… Ⅲ.①抗衰老－基本
知识 Ⅳ.①R339.34

中国版本图书馆CIP数据核字(2022)第044542号

大脑与心脏抗衰老的101种方法

Danao Yu Xinzang Kang Shuailao De 101 Zhong Fangfa

[日]白泽卓二　著　刘晓静　译

出版发行	河北科学技术出版社	
地　址	石家庄市友谊北大街330号（邮编：050061）	
印　刷	河北京平诚乾印刷有限公司	
开　本	880mm×1230mm　1/32	
印　张	5.5	
字　数	100千字	
版　次	2022年3月第1版	
印　次	2022年3月第1次印刷	
定　价	49.00元	

目录

§ 第二章　日常生活中的好习惯对增进大脑和心脏活力大有益处　习惯篇

§ 第三章 超级简单！抗衰老训练入门 运动篇

引言：115岁老人未患阿尔茨海默病

2005年8月30日，荷兰女寿星亨德里克耶·范·安德尔-席佩尔与世长辞，享年115岁（零62天）。值得一提的是，尽管她去世前已经115岁高龄，却依然神志清楚，大脑非常健康。

事实上，在此之前，研究人员从未对这么大年龄的死者遗体进行过学术上的解剖研究。由于席佩尔老人曾表示愿意捐献遗体以供研究，荷兰格罗宁根大学医学中心才在老人死后做了尸体解剖并在学会上公布了解剖结果。

据该中心公布的结果称，席佩尔老人大脑中的海马区完全没有萎缩的迹象。海马区是主管大脑记忆的区域，造成痴呆的阿尔茨海默病（又名"老年痴呆症"）的病变最先就是从该部位表现出来的。随着年龄的增长，海马区通常会不断萎缩，然而，席佩尔老人的海马区并没有出现萎缩现象，而且功能也一切正常。

在呼吸中枢所在的大脑脑干部位，还有一个叫作"青斑核"的神经核团，其功能与应激反应有关，当感知到生存受到威胁时，会产生不安和恐惧之感，并以此向身体发出警报。研究证实，青斑核的神经细胞数量也会随着年纪的增大而递减。

然而，席佩尔老人青斑核的神经细胞数量并未见减少，这意味着她大脑其他部分的神经细胞也应该没有变化。

一般来说，随着年纪的增长，人的大脑在萎缩的同时，大脑表层还会形成一种名叫"老年斑"的色斑类物质；而且，"老年斑"的数量会随着阿尔茨海默病的加剧而越来越多。但令人感到意外的是，席佩尔老人的大脑里竟然几乎看不到"老年斑"的痕迹！

也就是说，席佩尔老人的大脑从里到外都极其健康！而这一点也很好地解释了这位115岁高龄的老寿星没有患上阿尔茨海默病的真正原因。

实际上，席佩尔老人在112岁和113岁时曾接受过阿尔茨海默病和其他神经学方面的检查。结果显示，其各项指标完全正常，记忆力和注意力也几乎未见衰退，甚至连衰退的迹象也没有看到。

我虽不曾亲眼见过席佩尔老人，但通过2004年一档名为"挑战衰老"的电视节目，还是了解到了一些她生前的具体情况。片子是在她去世之前不久拍的，那健康、硬朗的形象给人留下了非常深刻的印象。

席佩尔老人的解剖结果显示，她的大脑功能保持在60～75岁时的水平。老人去世之前一直住在养老院里，105

岁之前生活完全自理，没有找过任何帮手。

在日本，人们将年过百岁却仍能健康、快乐地独立生活的老人称为"百寿者"，换而言之，就是指那些热爱生活、享受生活、能做自己想做的事的百岁老人。

除了年龄要超过100岁之外，能够独立生活这一点也非常重要。通常情况下，高龄老人随着年纪越来越大，将逐渐丧失生活自理的能力。就算活得很长，但若是常年卧床或必须靠人护理，也难以称得上"健康长寿"。

显而易见，席佩尔老人就是一位健康、快乐的"百寿者"。或许这正是她的大脑毫无疾病的原因所在；抑或是，正是因为她的大脑没有任何病变，才成就了这位百岁老人的达观和健康。

不管结论如何，可以肯定的是，人在100岁之后，甚至是115岁的高龄，仍可能具有很强的脑活力，仍能够快乐地讴歌生活。

我至今一直从事着有关控制寿命的基因遗传学和与阿尔茨海默病相关的研究。由于工作关系，让我得到了很多对百岁老人做调查的机会，比如，日野原重明（98岁）以及三浦敬三（101岁）、板桥光（104岁）、舁地三郎（104岁）、中川牧三（105岁）、有马秀子（101岁）等（所注年龄是各位老人与著者见面时的年龄）。

　　正是因为有了这些老人的大力协助，我才顺利地完成了对他们身体健康情况、运动能力、长寿基因方面的各项调查，并将结果详细地写进了这本书里。

　　与他们的见面让我深刻地体会到，健康的人活到100岁也不会犯糊涂，而且，还完全可能独立生活。

　　神志越清醒，寿命越长久。在日常生活中尽量保持清醒的头脑还能起到延年益寿的作用。活到百岁并不是梦，接下来，本书将向你详细介绍健康活到100岁的101种方法，希望能对你的生活有所启发。让我们牢牢抓住改变生活的机会，从今天开始，摆脱阿尔茨海默病的困扰，活出人生的精彩！

第一章

关键在于吃什么和怎么吃

饮食篇

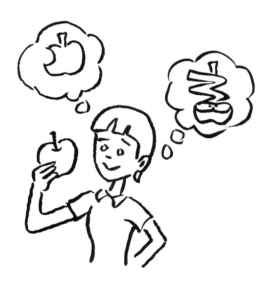

1. 鲱鱼和鲜橙汁——115岁长寿老奶奶的最爱

活到115岁高龄、大脑完全没有衰老迹象的荷兰女寿星亨德里克耶·范·安德尔-席佩尔（Hendrikje "Henny" van Andel-Schipper，1890年6月29日至2005年8月30日）在生前接受采访时曾回答记者说，鲱鱼和鲜橙汁是她每天的饮食中必不可少的两种食物。

在荷兰，鲱鱼是荷兰人最常吃的一种鱼类。人们经常生吃新鲜的鲱鱼，或者将腌渍的咸鲱鱼和洋葱丝夹到三明治里一起食用。

除了日本以外，世界上有生吃鲜鱼习惯的国家屈指可数，而荷兰便是其中一个。荷兰人生吃鲱鱼的方法是将鲱鱼切成三片，然后将柠檬汁滴在鲱鱼片上直接食用。据说在荷兰，一到吃鱼的季节，大街小巷中就会冒出许多做鲱鱼片生意的路边摊。

鲱鱼与沙丁鱼、青花鱼一样，是一种背部呈蓝黑色的鱼。鲱鱼的营养价值很高，富含EPA（二十碳五烯酸）、DHA（二十二碳六烯酸）等营养成分，不仅能防止动脉硬化，还能有效降低心脏病和脑卒中的发病风险。摄取这些营养成分的关键点在于新鲜。席佩尔老奶奶的最爱之一就是鲱鱼，能买到活鱼时通常选择生吃；不然，就用盐腌渍起来，一日三餐中必然会吃上一块。

值得一提的是，有人曾对保持鲱鱼营养价值的烹调方法做过一项研究。结果显示，排名第一的是生吃，排名第二的是加盐烤着吃，排名第三的是蘸酱油和料酒烤着吃，排名第四的是煮着吃，排名第五的是炸着吃。由此可见，不加热而保持食物的原汁原味才是吃鲱鱼的最佳方法。

至于鲜橙汁，它是一种预防阿尔茨海默病的有效饮品，本书将在其他章节对鲜橙汁的功效进行更加详细的介绍。有研究显示，每周喝蔬菜汁、鲜果汁3次以上的人与每周喝不到一次的人相比，罹患阿尔茨海默病的风险降了76％之多。

降低76％可是一个相当了得的数字，而鲜橙汁恰恰是鲜果汁的典型代表。

据说席佩尔老奶奶生前每天都坚持喝一杯鲜橙汁。因此，鲱鱼和鲜橙汁有可能是席佩尔老奶奶"人老脑不老"的秘密武器。

2. 警惕大脑供能不足

很多人吃早饭时往往选择面包加咖啡，草草了事。然而事实上，一日三餐当中最重要的一餐恰恰是这容易被忽略的早饭。

一天24小时之中，人在晚饭到早饭期间空腹时间最长，这就意味着，身体在人睡醒的时候是最需要营养的。

很多人错误地认为，人在睡觉的时候不需要补充什么营养。但事实上，即便在睡觉期间，人体这台"机器"也在一刻不停地工作着，这种工作就是"基础代谢"。无论是呼吸还是调节体温，人只要活着就需要基础代谢，就要消耗能量以维持生命活动，即使睡觉也不例外。而且，基础代谢的能量需求很大，约占人体用能总和的70%。

早饭能为睡觉期间不停"工作"的基础代谢提供能量补给。特别是对于大脑而言，缺乏营养尤其致命。想必很多人都有过一早起来迷迷糊糊、头脑"放空"的经历，而这种现象正是大脑缺乏营养、供能不足惹的祸。

大脑长期处于缺乏营养的状态极有可能招致阿尔茨海默病的发生。人不进食，就无法保证人体这台"机器"的正常运转；身体得不到充分的活动，就会变得僵硬、不断萎缩。大脑作为人体的重要组成部分，也面临着同样的问题。

一旦大脑由于缺乏营养无法进行正常的思维活动，就可能发展为阿尔茨海默病，其后果之严重可想而知。

3. 不吃早饭是肥胖之源

再继续谈一谈不吃早饭的弊端。

听喜欢坐过山车的人说，当车子向上爬行时，心里会产生一种抑制不住的激动，一想到刺激的时刻即将到来，便立时心潮澎湃、血液沸腾；还有些人更喜欢体验一冲而下时的快感，冲得越快，越过瘾。

很可惜，我不是一个爱坐过山车的人，对车子一冲而下时的失重感更是深恶痛绝。

人如果不吃早饭，身体也会经历类似过山车般的大起大落，导致这种剧烈起伏的就是血糖值。前文中曾经说过，一天24小时之中，人在晚饭到早饭之间的空腹时间最长。

倘若省去早饭而直接吃午饭，血糖值就会突然升高，即便饭菜一如往常，没什么甜的东西，身体呈现出来的状态也会如同空着肚子吃甜食（含糖量很高的点心）一样。而这种看似是由吃了过甜的点心（其实没吃）引起的血糖升高在2～4小时之后又会突然地急剧下降。

一旦血糖值骤然下降，人就会感到饥饿，变得想吃东西，而且，还特别想吃甜食。然而，当吃了甜食之后，血糖值又会骤升，而在2～4个小时之后再次出现骤降的情况……虽然只是缺了一顿早饭，血糖值却会像过山车一般，在体内大起大落，陷入恶性循环。

如果养成了不吃早饭的习惯，人体中负责调节血糖的胰岛素就会频繁地向大脑下达摄取糖分的指令，严重者甚至会导致大脑"失控"，诱发肥胖症状。

由此可见，不吃早饭事关重大，并非我们想象的那么简单。肥胖是影响人类寿命的"头号大敌"。

不吃早饭会招致肥胖，因此，从这个意义上而言，早饭绝不可免。

4. 早晨吃米饭好过吃面包

早餐食谱里不可或缺的一种物质是糖类，糖类通常包含在米饭、面包以及面类等主食之中。说得通俗一点，糖类也可以称为"碳水化合物"。

糖类是大脑必需的能量。过去，人们认为糖类是大脑所能接受的唯一的营养物质；但是，根据最近的营养学研究报告显示，由脂肪分解形成的一种叫作"酮体"的物质也能成为大脑的营养来源。不过可以肯定，糖类仍然是为大脑提供营养的"主力军"。

我们平时所吃的米饭、面包以及面类等主食是集合了淀粉这种糖类的多糖物质。只含有一种糖的物质无须进行分解，故而非常易于被人体吸收。这样的物质被人们称为"单糖"，例如葡萄糖、果糖等。葡萄糖是淀粉等物质经过分解和吸收之后在人体内形成的最终形态；果糖是水果中含有的糖质，葡萄、梨、苹果都是果糖含量比较丰富的水果。人们常说"早晨是吃水果的黄金时段"，这是因为水果中含有的果糖最能满足早晨的人体（和大脑）所需要的营养物质的缘故。

除单糖外，还有双糖，乳糖和麦芽糖都属于双糖。乳糖多包含在哺乳类动物的乳汁中，母乳中的乳糖含量约占7%，牛奶中的乳糖含量约占5%；麦芽糖则一般包含在红薯等食物之中。

淀粉属于多糖。淀粉中汇集了多种糖，因此，从分解、吸收到转化为体内热能的整个过程需要花费一定的时间。我们的日常饮食中最常吃的米饭就属于多糖食物。喜欢用面包简单打发早饭的人不妨换换主食，加入吃米饭的阵营中来。早餐以米饭为主食，再搭配一些"副食"，可以更好地促进营养物质的消化吸收，所以，推荐大家吃早餐时选择米饭。如果你怕麻烦、想省事，就把蒸米饭的准备工作挪到前一天晚上去做即可。一开始，你可能会在做早饭上费点时间，不过，习惯成自然，相信只要坚持几天，一切就能驾轻就熟，而整个上午的身体状况也会因为米饭的摄入变得更有活力。

总而言之一句话，淀粉和果糖等不仅有醒脑的功效，还能及时补充人体的营养所需，所以，吃早饭时一定要注意膳食平衡。

5. 黏性食物可抗衰老

　　冒险家三浦雄一的父亲——三浦敬三老先生是一位热衷滑雪的百岁寿星，人们研究他的饮食后发现，三浦老先生每天早晨必吃的一类食物是诸如纳豆之类的黏性食物。

　　纳豆、黄秋葵、山药等黏性食物中含有非常丰富的黏蛋白，黏蛋白与糖结合后，能起到延缓糖吸收的作用。

　　正如前文所述，含糖食物在早餐中必不可少，含糖食物进入人体后，最终将分解为葡萄糖，以葡萄糖的形式被人体吸收。葡萄糖一进入血液，体内就会分泌出一种叫作胰岛素的蛋白质激素，以降低细胞中的血糖浓度。

　　此时，一旦血液中的葡萄糖浓度突然升高，胰岛素的分泌就会变得非常旺盛。如果这种胰岛素需求量骤然增加的情况反复出现，负责分泌胰岛素的器官——胰岛，就会因长时间超负荷运转而疲惫不堪，而这也可能成为人们患上糖尿病的一种危险信号。

　　众所周知，凡是长寿的人，其血液中的胰岛素浓度都长期维持在较低的水平。胰岛素水平的骤然升高是人体保持健康长寿的"劲敌"。

　　纳豆对于降低血糖浓度非常有效。这是因为纳豆中的黏蛋白与糖密切相关，能延缓糖在体内的分解。人体对糖的吸收时间延长之后，可以避免出现血液中的葡萄糖浓度骤然升高的情况，胰岛素的分泌量自然也能够得到相应的控制。除纳豆之外，黄秋葵、山药等食物中的黏蛋白含量也非常丰富。

单独吃纳豆或许比较乏味，吃的时候，可以加入黄秋葵；或者撒些鱼干，打个鸡蛋，还可以跟萝卜泥一起下饭。总之，只要花些小心思，纳豆也大可以变身成一盘像模像样的小菜，绝对值得一试！

要提醒各位的是，尽管吃早饭时应该充分摄取糖，但凡事有度，千万不要过量而引起胰岛素需求量的突然上升。

6. 苹果最好连皮一起吃

水果是早餐中必不可少的"角色"。在由日本厚生劳动省发起的旨在"增进健康，预防生活习惯病"的"健康日本21"活动中，日本政府建议国民每天至少要吃350克蔬菜和200克水果。另外，日本政府还要求国民，除了蛋白质、糖、脂肪之外，维生素和矿物质等营养元素的摄取也应该达标。据统计，目前日本人每天摄取的蔬菜量为290克，水果量为115克，水果的摄取远远不够。

200克水果是一个怎样的概念呢？拿苹果来说，一个大小适中的苹果约为230克，也就是说，每天吃一个苹果即能保证一天的水果摄入量。至于其他水果，一根香蕉的净重约为90克，一个橘子为75克，梨和桃子跟苹果差不多，约230克，8～9片菠萝约90克。

我在日本"东京都老人综合研究所"工作时，曾在自己的研究室里对苹果中含有的多酚做过检测。提到多酚，最有名的当属红葡萄酒多酚，而实际上，它是存在于光合作用形成的植物色素中的一种成分。几乎所有的植物中都含有这种物质，多酚对于植物细胞的生成和激活具有一定的作用。据说多酚的种类有300多种，最为人们所熟知的有绿茶中的儿茶素、蓝莓中的花青素、郁金中的姜黄素、大豆中的异黄酮等。

苹果中也含有多种多酚物质，其中，原花青素多酚的含量尤为丰富。有研究证实，原花青素多酚除了有抑制脂肪堆积的作用之外，还具有抑制癌细胞的神奇功效。

我们曾经做过一项实验，将小白鼠（比实验用小白鼠个头稍大）分成两组分别喂食，诱使其发胖。其中的一组喂的是单纯的饵料，而另一组饵料中则加入了苹果多酚。我们将两组小白鼠比较后发现，喂食苹果多酚的那组白鼠中性脂肪较少，明显不长内脏脂肪。实验结果证明，苹果多酚能防止肥胖，对减少内脏脂肪等中性脂肪的生长效果显著。

另外，我们对脂肪的氧化情况研究后发现，喂食苹果多酚的小鼠体内分解活性氧的酶的活动非常活跃，有效地防止了脂肪的氧化。众所周知，如果氧化的脂肪产生堆积，就会加剧动脉硬化，严重威胁身体健康。

实验还证实，苹果多酚不仅对动物有效，对人也具有同样的功效。

另有实验发现，在给心脏受活性氧影响逐渐老化的老鼠（实验用小鼠）喂食苹果多酚之后，小鼠的心脏老化程度得到了明显抑制，寿命也延长了30%。

苹果含有的这些多酚物质就存在于苹果的表皮之下，所以如果可能，建议大家最好连皮一起吃掉。倘若担心苹果表皮留有农药，不妨选择无农药的品种。

欧洲有句俗语："当苹果变红的时候，医师的脸就变绿了。"这也从另一个角度印证了苹果的神奇功效。

7. 鱼中之王——三文鱼

说到日本人早餐时吃的鱼，大都是以竹荚鱼等鱼干类食物居多，而其实，还有一种鱼更值得推荐，那就是三文鱼。除了早餐之外，三文鱼也同样适合午餐和晚餐。

要想留住青春，延缓衰老，首选就是吃三文鱼。众所周知，三文鱼的鱼肉是红色的，也正是这红色的鱼肉起到了保持青春的神奇功效。

三文鱼的鱼肉之所以呈现红色，主要是一种叫作"虾红素"的天然色素起的作用。虾红素原本是一种海藻色素，由于三文鱼长期以进食海藻的磷虾为食，其肉质便呈现为红色。

我们常吃的螃蟹和虾经过蒸煮之后会发红，这也是虾红素发生作用的结果。螃蟹和虾中含有的虾红素与蛋白质结合之后通常呈现黑色，但在烤、蒸、煮等加热的条件下，虾红素就会与蛋白质分离，从而呈现红色。

除了磷虾和普通虾蟹之外，吃一些含有虾红素的海藻也会达到同样的效果。

据说三文鱼每到产卵季节都会溯流而上，回到自己出生的河流里，期间不吃不喝，直至产卵结束。三文鱼进入自己出生的河流后，为了有足够的力量逆流而上，不得不一改在海中畅游时的悠闲，必须付出相当的体力，而虾红素的存在让鱼儿在大强度的洄游过程中保护了自己，避免了更大的身体伤害。

着重推荐三文鱼的最大理由在于这种鱼具有超强的抗氧化能力。我们活在世上一刻都离不开氧气，然而，氧气进入体内之后，有一部分会转化为一种叫作"活性氧"的有毒物质。尽管人体自身配备有消除活性氧的系统，但仅凭这一系统根本无法将活性氧清除干净。残留的活性氧会对体内的胆固醇或细胞本身进行氧化，从而引发动脉硬化，造成人体的不断衰老。

　　要想延缓衰老，一个必要的环节就是防止氧化。这一点可以通过摄取一些具有抗氧化作用的食物加以实现。

　　虾红素具有非常强大的抗氧化作用。提起抗氧化物质，维生素E和天然色素（类胡萝卜素等）可以算作其中的代表。人们发现，虾红素中的抗氧化物质含量是维生素E的500倍，其抗氧化能力比番茄中的茄红素（使番茄发红的色素，下文将进行详细介绍）更强，由此，虾红素被现代人称为"史上最强的类胡萝卜素"。

　　可以想象，在三文鱼溯流而上向自己的出生地洄游的过程中，正是由于虾红素的存在，才使三文鱼体内由于运动产生的大量活性氧得到了有效的抑制。

　　虾红素的优点在于它是一种能通过血脑屏障的类胡萝卜素。血脑屏障可以有效防止有害物质进入大脑，但另一方面，一些对大脑有益的物质也常常由于血脑屏障的存在而被拒之门外。有报告称，虾红素能够顺利通过血脑屏障，由此也为阿尔茨海默病的预防带来了希望。

　　除虾红素外，三文鱼中的维生素A、维生素B_2、维生素D、维生素E、EPA和DHA等营养物质的含量也十分丰富，是中老年人预防生活习惯病的最佳选择。

　　超市销售的三文鱼以人工养殖的居多，由于饵料中可能掺有添加剂和化学物质，建议大家挑选纯天然的三文鱼品种。

8. 每天合理搭配鱼和肉

现在，如果听说有人患上了营养失调，或许会让你感到非常惊讶。在这个随时随地都能吃到美食的年代里，"营养失调"这个词似乎已经从很多人的字典里销声匿迹了。

然而，就算没有严重到营养失调，接近这一程度的人其实也不在少数。

医学上通常采取测定血液中白蛋白含量的方式来确定受检者是否缺乏营养。白蛋白是血液中含量最多的大分子蛋白质，占血清总蛋白量的50%～60%。如果白蛋白数量减少，一般认为可能是由于蛋白质摄入不足、肝脏疾病或者白蛋白消耗过多等原因。血白蛋白降低已经成为诊断营养失调、慢性消耗性疾病和肝脏疾病的指标。

人们普遍认为，白蛋白缺乏症一般发生在需要特殊护理的人身上，得了白蛋白缺乏症之后，必须配专人进行护理。反之，血液中含有充足的白蛋白时，并不需要别人的照顾。前面提到的那位荷兰寿星席佩尔老奶奶在105岁之前就一直是一个人生活，除了每天必吃的鲱鱼和鲜橙汁之外，她对其他食物的摄取也非常丰富。

一日三餐只要营养均衡，就不会出现白蛋白缺乏的情况。

大多数人只看到了鱼中含有的虾红素、EPA、DHA等营养成分，于是便形成了"吃鱼比吃肉好"的刻板印象。不可否认，鱼体内所含的鱼油的确能起到预防动脉硬化、防止身体老化的作用。

但是，饮食中的蛋白质含量也是一个不容忽视的问题。肉类中的蛋白质含量一般为30%～40%（因部位而异），以300克烧烤用的牛肉为例，人体从中摄取的蛋白质能够达到90克之多。当然，鱼中也含有蛋白质，鱼类的蛋白质含量一般为28%，以一条170克的盐烤竹荚鱼为例，由于竹荚鱼能吃的部位非常有限，质量只有50克左右。照此计算，人体能从中摄取到的蛋白质仅为15克，从量上来看，远远不及肉类多。

日本厚生劳动省公布的《日本人饮食摄取标准》建议，男性每天应摄取蛋白质60克，女性应摄取50克。依照这一标准，人们只要吃300克牛肉便能轻松"达标"；而如果换成竹荚鱼，则必须吃够3条。

现在有越来越多的人上了年纪之后，开始对油腻的食物敬而远之。尽管如此，蛋白质含量丰富的肉类仍然应该成为餐桌上的一道主菜，倘若害怕油腻，不妨采取一天吃鱼、一天吃肉的形式做好合理的膳食安排，这样，在补充蛋白质的同时，又能有效地预防老化，鱼、肉两不误，可谓一举两得。

9. 70岁后不减肥

70岁之前，肥胖是危害健康的大敌。正如前文所述，为了防止血白蛋白缺乏症，人体必须补充足量的肉类，而吃肉势必会摄入脂肪，脂肪的过度堆积就有可能引起代谢综合征。

"代谢综合征"一词或许很多人都不陌生。世界卫生组织（WHO）把由内脏肥胖引起的高血压、糖耐量异常、脂质代谢异常等多种病理状态集结的疾病统称为"代谢综合征"。一旦患上代谢综合征，就有可能引起动脉硬化，严重的，还可能诱发心脏病或脑卒中。代谢综合征的诊断标准之一是内脏肥胖，说得更确切些，应该是由内脏肥胖引起的胰岛素阻抗，关于这一点，本书会在其他的章节里进行更为详尽的介绍。

要想准确了解自己是否属于内脏肥胖，就必须要做CT。人们往往以测量腹围的方式代替CT，但前者在医学上至今还存有争议。

腹部肥厚、突出通常是代谢综合征的特征，为了改善症状，很多人会采取主动措施，刻意减肥。这种做法无可厚非，毕竟肥胖是威胁生命的最大杀手，不过，凡事最好适度，过度减肥也会带来健康问题。

人在不同的年龄段，需要防范的疾病类型也会发生变化。70岁之前，人们应该重点防范的是癌症、心脏病和脑卒中，也就是所谓的"生活习惯病"。那么，70岁以后又该如何？

过了70岁最应该注意的是避免出现需要别人护理的状况。有些古稀老人并没到卧床不起的程度，却总是不爱出门，生怕活动大了身体吃不消，而事实上，这种做法对维持健康是相当不利的。

所以，要想健康长寿，关键是给身体补充足够的营养。与其考虑如何减肥，不如顺其自然，将体重维持在相对恒定的水平上才是确保健康的最好方法。70岁之前"瘦一点"，过了70岁"胖一点"——健康长寿的秘诀就在这里。

10. 蔬菜之王——西蓝花

前文已经介绍过鱼中之王三文鱼，那么，什么是蔬菜之王呢？答案就是西蓝花。

蔬菜中含有维生素、矿物质、膳食纤维等我们人体所需的多种营养成分。最近，一种名叫"植物生化素"的蔬菜营养素受到了人们的关注。据说蔬菜中的植物生化素有数千种之多，我们至今尚无法完全了解，不过，目前经研究可以确定的是，该成分具有明显的抗氧化作用和阻止癌细胞扩散的抗肿瘤作用。另外，前文提到的苹果多酚也是植物生化素的一种。

比方说，我们吃蔬菜时常会有"青涩"之感，这种让人产生青涩味觉的物质也是植物生化素。蔬菜的生长离不开阳光，但阳光中的紫外线对作物的生长会产生不利的影响，植物生化素的作用之一就是能帮助蔬菜遮挡紫外线，消除来自外界的危害，从而保证作物的苗壮成长。

西蓝花是一种集200多种植物生化素于一身的蔬菜。吃西蓝花时，口中会感到一种难以言喻的味道，这种味道便来自植物生化素。

西蓝花中的植物生化素包括对致癌物质具有抑制作用的异硫氰酸、能在体内转化为维生素A的类胡萝卜素、对胃溃疡具有预防作用的维生素U以及有助于胰岛素分泌的微量元素——铬等。此外，西蓝花中还含有非常丰富的膳食纤维，对预防动脉硬化和便秘效果显著。

用西蓝花做菜时，应掰成小朵，然后在热水中迅速汆熟，以免维生素C受热后造成营养流失。西蓝花的根茎中也含有大量的维生素C和膳食纤维，这一部分同样可以入菜，千万不要浪费。

我们平常吃西蓝花，吃的是它的花蕾和根茎，其实那只是西蓝花的一小部分，如果看到一整棵西蓝花，你肯定会觉得它大得惊人。西蓝花的营养成分主要就集中在我们平常所吃的花蕾和根茎上。

我曾经亲眼见过2003年发现长寿新基因的美国麻省理工学院教授莱昂纳多·格伦泰先生在他自己的家里用西蓝花做菜，当时足足炒了一大盘。想必平时非常注意饮食和运动的格伦泰教授对于西蓝花的功效早已十分清楚。

用西蓝花填饱肚皮——我觉得不妨偶尔为之。

11. 把红彤彤的番茄端上桌

前文中曾经介绍过，三文鱼中含有的虾红素具有很强的抗氧化作用。除此之外，还有一种红色的色素也应该引起人们的注意，这就是茄红素。

茄红素含量丰富的蔬菜是番茄。人们将能使蔬菜和水果呈现出各种色彩的天然色素称为"类胡萝卜素"，类胡萝卜素包括茄红素、α-胡萝卜素、β-胡萝卜素、叶黄素、类胡萝卜素酸等。其中，番茄和西瓜中含有大量的茄红素，胡萝卜和南瓜中含有大量的β-胡萝卜素，菠菜等绿叶菜中的叶黄素含量丰富，类胡萝卜素酸则主要包含在橘子等水果之中。

类胡萝卜素具有抗老化的功效，其中，茄红素的作用很强。据说茄红素的抗氧化能力是同样具有抗氧化作用的营养成分——维生素E的100倍以上。

说到氧化，这里要稍微做些解释。请大家在脑海里想象一下铁在生锈之后锈迹斑斑、不断脱落的景象，再坚硬的钢铁只要生了锈，稍稍一碰，就会剥落，就会"土崩瓦解"。生锈是铁在氧化之后的结果。

我们人体也会"生锈"，能令人体"生锈"的物质就是活性氧。活性氧是由氧气转化而来的，因此，只要我们呼吸，活性氧就会被源源不断地制造出来。当然，我们体内有一套清除活性氧、防止人体"生锈"的"自带系统"，但这远远不够。

在精神压力巨大的现代都市生活中，除了汽车尾气、紫外线和电磁波之外，活性氧也越来越多，置身于其中的我们遭受活性氧氧化的程度也变得越来越重。

在依靠人体"自带系统"无法彻底清除体内活性氧的情况下，我们平时更应该多吃一些具有抗氧化作用的食物。

这样的食物之一就是含有丰富茄红素的番茄。由于茄红素的存在，成熟的番茄都会呈现出亮红色，而在番茄成熟之前，它的果实通常是绿色的。随着番茄的慢慢成熟，会产生大量的茄红素，使番茄变红。这里推荐大家吃的正是这种已经变得红彤彤的、成熟的番茄。

茄红素是一种耐高温的脂溶性营养素，所以，炒着吃或炖汤喝都很合适。要是跟橄榄油配在一起，对身体的保健效果更好。

12. 靠胡萝卜和南瓜补充 β-胡萝卜素

除番茄外，胡萝卜也是一种红色蔬菜。胡萝卜中含有一种重要的营养成分，这种营养成分也同样包含在南瓜当中。

这种胡萝卜和南瓜共同拥有的重要营养成分就是 β-胡萝卜素。β-胡萝卜素与维生素A有着非常密切的关系。人上了年纪之后，如果缺乏维生素A，到了夜里就容易看不清东西，出现夜盲症的症状。维生素A具有保护眼睛的作用，缺乏维生素A也可能导致视力下降。

缺乏维生素A除了影响视力之外，还会引发其他疾病。维生素A不仅能保护眼睛，还能起到防止皮肤干燥、预防细菌感染和预防感冒的作用。最近的一项研究显示，维生素A还对防止活性氧的生成、改善高脂血症和动脉硬化效果显著。另外，它对抑制恶性肿瘤也具有一定的作用。

维生素A是人体不可缺少的一种维生素，但这种维生素也有缺点，那就是脂溶性。脂溶性是指某些维生素具有的不溶于水、只溶于脂肪的特性。脂溶性维生素不易被人体排出，因此，一旦脂溶性维生素摄入过量，就有可能出现中毒反应。

值得注意的另一种营养素就是β-胡萝卜素。β-胡萝卜素被称为"维生素A原"，可以在体内转化成维生素A。其最大的优点在于，它可以依据人体的需要进行向维生素A的转化，故而不会出现摄入过量的问题。

β-胡萝卜素含量最为丰富的蔬菜是胡萝卜和南瓜，另外，有"蔬菜之王"之称的西蓝花中也含有大量的β-胡萝卜素。这种营养成分多存在于黄绿色蔬菜之中，因此这些蔬菜平时我们都应该多吃。

与从营养品中摄取维生素A相比，通过吃蔬菜的方式补充维生素A更直接、更科学。胡萝卜和南瓜是餐桌上不可缺少的色彩，相信一桌色、香、味俱全的菜肴对于增进食欲也大有好处。

13. 不可不知的"彩虹餐"

我经常喜欢数一数摆在餐桌上的食物一共有多少种颜色。

拿蔬菜来说，前面为大家介绍了天然色素——类胡萝卜素，它给我们一个提示，那就是蔬菜也可以根据颜色进行分类。

红色蔬菜有番茄、胡萝卜、红柿子椒、红辣椒，绿色蔬菜有菠菜、西蓝花、青椒、圆白菜、生菜、龙须菜，黄色蔬菜有南瓜、黄柿子椒，白色蔬菜有萝卜、芜菁、白洋葱，紫色蔬菜有茄子、紫洋葱、紫叶红生菜，褐色蔬菜有牛蒡，黑色蔬菜有黑木耳。大概算一算，就会发现，蔬菜的颜色不下七种。

除蔬菜之外，水果也可以按照颜色进行分类。红色水果有草莓、西瓜、熟透的柿子，黄色水果有香蕉、橘子、菠萝、芒果，白色水果有梨、桃、荔枝，紫色水果有石榴……还有一些水果很难以颜色准确分类，例如苹果，虽然果皮是红的，果肉却是白的，归为红色水果多少有些勉强。不过，大体来看，水果也差不多有七种颜色。

那么，肉类呢？红色的肉在经过烹饪之后，通常会变成褐色。只有鸡肉例外，鸡肉做熟之后，仍是白色。

下次做好饭菜时，你不妨检查一下，看一看摆在餐桌上的饭菜是否"七色俱全"。如果具备七种颜色，就说明做菜用的食物种类繁多，营养丰富。你也快来做顿"彩虹餐"，犒劳犒劳自己的胃吧！

14. 功效不凡的生姜与红辣椒

做菜离不开香料，尤其是生姜和红辣椒。

生姜以其暖身的功效近几年来受到了世人的极大关注，生姜中含有的营养成分也在研究的过程中被逐渐发现和揭示出来。

姜辣素就是其中具有代表性的营养成分之一。姜辣素是生姜的一种辣味成分，除了具有暖体暖身、改善血液循环的作用之外，对于刺激味觉神经、调节自主神经和促进脂肪消耗也很有效。

研究发现，姜辣素具有能够阻止脂肪细胞体积增大的作用。脂肪细胞的体积增大会造成"脂瘦素"的分泌减少，因此，姜辣素的这种作用十分重要。

脂瘦素是一种激素，对动脉中的受伤组织能起到修复作用。不仅如此，脂瘦素还能消除血管炎症，防止血栓的形成；同时，对于阻止动脉硬化的进一步发展、清除血管内的脂肪淤积以及预防心肌梗死和脑卒中也很有帮助。另外，有研究显示，脂瘦素还能作用于肝脏和肌肉，向大脑发出"消耗脂肪"的指令。

这种对人体如此有益的激素主要由脂肪细胞分泌，脂肪细胞的体积一旦增大，脂瘦素的分泌就会减少。所以，要想瘦，必须使脂肪细胞维持原状，而要做到这一点，生姜必不可少。

生姜不仅是一种香料，还可以冲泡开水，或者放入红茶中一同饮用。只要肯花心思，你一定也能发现生姜的很多妙用。

红辣椒中含有一种叫作"辣椒素"的成分。辣椒素进入人体后，会通过血液被运往中枢神经系统，对交感神经产生刺激。在它的作用下，交感神经会分泌肾上腺素，从而使身体出汗、发热。交感神经能促进积蓄在脂肪细胞中的中性脂肪分解而释放热能——辣椒素能够减肥，秘密就在这里。

很多人都以为，吃了加入红辣椒的食物会出汗是由于太辣的缘故。事实上，导致出汗的原因并不是辣味本身，而是辣椒素发生作用的结果。

红辣椒与生姜一样，都具有暖体暖身、促进血液循环的功效。虽然饭菜不宜做得太辣，但做菜时多放些辣椒，对于身体健康还是有好处的。

15. 印度人很少患阿尔茨海默病

有调查显示，印度人患阿尔茨海默病的人口比例只有美国人的1/4。虽说两国在老龄化的发展程度上存在差异，但1/4这一数字反映的差距的确不容小觑。

有研究认为，印度之所以很少有人患阿尔茨海默病，其原因与印度人常吃咖喱有关。

咖喱粉中含有大量的郁金，正是由于郁金的存在，才使咖喱呈黄色。而郁金中含量最多的则是一种叫作"姜黄素"的多酚类物质。

曾有人做过实验，将姜黄素投喂给患上阿尔茨海默病的实验动物——Tg2576鼠，结果发现，虽然Tg2576鼠的大脑表面出现了由阿尔茨海默病引起的"老年斑"，但其数量减少了30%左右，这意味着，姜黄素对阿尔茨海默病的进展具有一定的延缓作用。

有研究发现，阿尔茨海默病主要是由脑内β-淀粉样蛋白低聚物在形成神经元纤维缠结和沉着后，导致神经细胞死亡而引起的。实验人员将姜黄素加入β-淀粉样蛋白低聚物溶液中后发现，神经元纤维的缠结得到了大幅度遏制。而且，在纤维状淀粉样蛋白-β-低聚物中加入姜黄素后，神经元纤维还出现了分解的现象。

以上结果表明，姜黄素对于阿尔茨海默病的发病具有一定的抑制作用。

另有研究发现，姜黄素还具有保肝护肝、降低有害胆固醇的功效。此外，对清除活性氧也具有比较明显的作用。

吃咖喱可以预防阿尔茨海默病，这也解释了印度人很少患阿尔茨海默病的原因。说到咖喱，很多人想到的只是咖喱饭，但实际上，做菜时多放些咖喱粉也是个不错的主意。建议大家不妨在沙拉等菜肴里加上一点咖喱粉，既能利用它的药用价值，又能增进食欲。

16. 地中海菜与日本菜的共通之处

提起橄榄油、水果、蔬菜、豆制品、谷物和鱼类，你的脑海里会浮现出什么？仅是橄榄油一项想必大家便已经猜到了答案。没错，这些都是地中海周边国家能够经常吃到的食材。人们通常把使用此类食材制成的菜式称为"地中海菜"。地中海菜中很少使用的食材是牛肉等动物性肉类和乳制品。

有人曾对居住在美国纽约曼哈顿地区的1984名成年人做过一项调查，将他们分成"经常吃地中海菜"（用橄榄油做鱼，同时搭配蔬菜、豆制品、全麦面包，餐后吃水果）、"不常吃地中海菜"（比方说，经常吃鱼，也使用橄榄油，但不一定非吃豆制品或全麦食品）以及"不吃地中海菜"（吃牛肉多，吃蔬菜少）的三组，结果发现，"经常吃地中海菜"的人患阿尔茨海默病的概率比普通人（"不吃地中海菜"者）低68%；就连"不常吃地中海菜"的人，其患病概率也比普通人低53%。

由此可见，平常多吃鱼、蔬菜、谷物、豆类和水果，对预防阿尔茨海默病能起到一定的作用。说到全麦谷物，美国有粗全麦和燕麦片等食品；而在以米饭为主食的日本，除了大米以外，也有诸如糙米之类的粗粮。要想增进健康，可以考虑适当地增加这样的食物。

事实上，与欧美各国相比，四面环海的日本在鱼类、蔬菜、豆类、谷物等有助于预防阿尔茨海默病的食材的获取上都显得更为便利。尽管橄榄油吃得不多，偶尔用一点调拌沙拉，相信也可以成为日式饮食中不错的搭配。

为地中海菜锦上添花的另一大"法宝"是红葡萄酒。关于红葡萄酒，本书将在下文中进行专门介绍。

17. 鲜果汁和蔬菜汁每周至少喝3次

据说活到115岁高龄的荷兰女寿星亨德里克耶·范·安德尔-席佩尔老奶奶每天都要喝上一杯鲜橙汁。

有人曾对1836名日裔美国人做过一项研究，将每周喝鲜果汁或蔬菜汁不少于3次的人与不足1次的人进行对比后发现，每周喝鲜果汁或蔬菜汁不少于3次的人患阿尔茨海默病的概率比每周不足1次的人低76%。另外，在对每周喝1~2次和完全不喝的人对比后发现，喝果蔬汁的人比不喝的人患阿尔茨海默病的概率低16%。

能将概率降低至25%，这简直是一个惊人的数字，因此，席佩尔老奶奶的做法值得我们效仿。而且，由于参加实验的志愿者都是日裔，可见，即便是在实验效果可能因民族而异的条件下，这种方法至少对于日本人有效。

人们认为，鲜果汁和蔬菜汁之所以能起到预防阿尔茨海默病的作用，主要是其所含的多酚类物质发挥效用的结果。当水果或蔬菜压榨成汁之后，其中所含的多酚类物质可能比单纯地吃水果或吃蔬菜时更加浓缩。

每天一杯的蔬菜汁或鲜果汁，关键是要保证蔬菜或水果原料的完全新鲜。与吃蔬菜相比，喝果蔬汁操作起来要简单得多，吃早饭时完全可以来上一杯。

不过，要提醒大家注意的是，每天在喝的量上必须严格控制。因为蔬菜汁和鲜果汁中都含有丰富的果糖，而人体对于这类糖的吸收非常迅速，极易造成中性脂肪在肝脏中的过度积累。所以说，每天适量即可。

18. 石榴汁能健脑

接着果汁的话题，我想着重介绍一下石榴汁的功效。

有研究人员用会患上阿尔茨海默病的小白鼠做过一项实验。这种小白鼠在幼年期（不满6个月）没有任何异常；到了成熟期（6~14个月），开始出现记忆减退，但大脑并未出现异常情况；进入老龄期后（14个月以上），除了记忆减退之外，β-淀粉样蛋白低聚物还在小白鼠脑中产生了堆积现象。有研究认为，β-淀粉样蛋白低聚物一旦在脑中堆积，就会杀死周围的其他脑细胞，从而引发阿尔茨海默病。

研究人员给这些未来将会患上阿尔茨海默病的小白鼠喂食石榴汁后发现，在喝过石榴汁的小白鼠的大脑中，β-淀粉样蛋白低聚物的沉积量（面积）竟然减少了58%。

石榴汁的成分中，大部分是水（80%）、糖类（14%），剩下的是矿物质（0.48%）、柠檬酸（0.4%）、蛋白质（0.1%）和脂肪（0.02%），石榴多酚的含量为1%。与其他成分相比，石榴多酚的含量明显偏多。因此，研究人员推测，β-淀粉样蛋白低聚物沉积量的减少应该与石榴多酚的存在有关。

如果我们在超市里看到石榴，建议大家要买来吃。

19. 喝酒要喝红葡萄酒

我在介绍地中海菜时曾经提过，为地中海菜锦上添花的"法宝"之一是红葡萄酒。红葡萄酒的最佳饮用量应该是一杯或一杯半左右。

有很多人针对红葡萄酒进行过各种研究，发现了长寿基因的格伦泰教授的同事——哈佛大学副教授戴维德·辛克莱博士经研究发现，红葡萄酒中含有的一种名叫"白藜芦醇"的多酚类化合物对于增强长寿基因活性具有神奇功效。由于白藜芦醇能减少肥胖对身体的负面影响，降低肥胖者年老后罹患疾病的风险，因此，在肥胖问题日益严重的美国，这种

"神奇成分"引起了人们的广泛关注。

为了弄清红葡萄酒与阿尔茨海默病之间的关系，研究人员以4个月大的小白鼠为对象进行了两组实验。实验期间，他们给一组小白鼠喂食经过稀释的红葡萄酒，给另一组小白鼠喂食同等剂量的白酒，待小白鼠长到11个月大之后，再分别对两组小白鼠的记忆力、β-淀粉样蛋白低聚物的沉积量以及"老年斑"的面积等指标进行检测。

实验结果显示，喂食白酒的小白鼠出现了阿尔茨海默病的症状；而喂食红葡萄酒的小白鼠，不仅记忆力未见衰退，其β-淀粉样蛋白低聚物的沉积量和"老年斑"的面积也没有增加。该结果充分证明，红葡萄酒相对白酒而言对于阿尔茨海默病具有显著的预防作用。

红葡萄酒中含有多种多酚类物质，目前，研究人员正在对其中能够预防阿尔茨海默病的有效成分进行研究。

另外，顺便补充一点，该研究所使用的红葡萄酒是由著名的红葡萄品种"赤霞珠"酿制而成的。

20. 青背鱼的DHA能有效预防阿尔茨海默病

地中海菜式的特征之一就是以鱼宴为主。全球流行病学调查结果显示，吃鱼对预防阿尔茨海默病效果显著。根据国际流行病学学会的定义，所谓"流行病学调查"，是指"研究特定人群的健康状况或健康现象的分布情况或限制因素；同时，应用流行病学手段，对健康问题加以控制"。说得通俗一点，就是通过调查特定群体的健康和患病情况，从中查找原因。

研究人员在全世界开展流行病学调查后发现，经常吃鱼的老年人罹患阿尔茨海默病的比例很低。

究竟鱼中含有的何种成分对预防阿尔茨海默病如此有效，结果发现，是青背鱼体内含有的鱼油DHA。医学研究证明，DHA能改善高脂血症，而且，对降低心肌梗死的发病率也颇具效果。那么，DHA对于阿尔茨海默病的治疗又能起到怎样的作用呢？

有研究人员以患有阿尔茨海默病的小白鼠为对象做过一项实验，给长到18个月多、阿尔茨海默病的症状已经相当严重的一组小白鼠喂食DHA，在连续喂养了3个月后研究人员发现，这组小白鼠的"老年斑"面积减少了大约40%。由此可见，DHA对于阿尔茨海默病的治疗的确有效。

鱼类中DHA含量丰富的品种有金枪鱼、加吉鱼（养殖）、鲥鱼（天然、养殖）、青花鱼、海鳗、木棉鱼、秋刀鱼、沙丁鱼等。这些鱼中，除了金枪鱼和加吉鱼之外，其余的价格都比较便宜，如果每天能吃上一段，补充DHA也不难做到。而且，据说即使做成鱼干，也并不有损DHA的营养成分。另外，顺便再补充一句，每天吃一段鱼肉也是人们公认的、补充DHA的最佳方法。

21. 从食品中摄取维生素E比吃保健品更科学

在维生素大家族中，具有抗氧化作用的是维生素E。前文已经介绍了几项研究营养物质抗氧化能力的实验，接下来将要介绍的是两项与治疗阿尔茨海默病有关的实验，通过给患有阿尔茨海默病的小白鼠投喂维生素E，印证了维生素E在预防阿尔茨海默病方面的疗效。

研究人员在给患有轻度阿尔茨海默病的小白鼠投喂了4周时间的维生素E后发现，这些小白鼠大脑皮质的β-淀粉样蛋白低聚物减少了28%，与记忆有关的海马部位的β-淀粉样蛋白低聚物减少了50%。结果显示，小白鼠的记忆力非但没有减退，反而有所提高。

在另一项实验中，研究人员给尚未出现阿尔茨海默病症状的幼鼠和已经患有阿尔茨海默病的老年白鼠分别投喂维生素E。结果发现，维生素E对预防幼鼠的病情有效，但对老年白鼠无效。由此得出结论：维生素E对阿尔茨海默病有预防效果，但是治疗效果并不明显。

这一结论在研究人员对荷兰鹿特丹进行大型流行病学调查时也得到了证实。调查发现，平时注意摄取维生素E和维生素C的人，其罹患阿尔茨海默病的概率非常低。另外，在美国芝加哥进行的流行病学调查也显示了同样的结果。调查显示，平时摄取维生素E的人罹患阿尔茨海默病的风险极低，从而证实了维生素E具有预防阿尔茨海默病的神奇功效。

值得注意的一点是，通过蔬菜或水果以外的途径（例如保健品）获取的维生素E，对于阿尔茨海默病是不具备预防效果的。

富含维生素E的食物有：茶叶、红辣椒、杏仁、红花籽油等。喝上一杯茶，既有营养，又不失为生活的一种点缀，有空不妨一试。

22. 净化血液的佳品——纳豆

痴呆症大致可以分为两类：一类是阿尔茨海默病，还有一类是血管性痴呆症。血管性痴呆症又可以分为两类：一类是由脑血管破裂导致血液无法供应而引起的出血性脑血管痴呆症，另一类则是由脑血管阻塞导致血液无法运抵应达部位引起的缺血性脑血管痴呆症。

接下来，再次轮到纳豆登场。纳豆对于血管阻塞引起的脑梗死具有显著的预防作用。过去，出血性脑血管痴呆症较为常见；而最近，由脑血栓导致血管阻塞引起的缺血性脑血管痴呆症越来越多。究其原因，普遍认为问题大多出在饮食方面。

纳豆中含有一种叫作"纳豆激酶"的成分，这种成分对于防止血液凝固、溶解血栓具有非常强大的功效。血液具有凝固作用和溶解作用。一旦血液无法凝固，就会造成血流不止，血液的凝固作用除了有助于止血之外，还能对血管内壁的受伤部位发挥修复作用；待止血后，或血管内壁的受伤部位得到修复，血液又会发挥溶解作用，溶解血栓，防止血液凝固、堵塞。

血液的凝固作用和溶解作用平衡分工，证明血管和身体的状态良好。然而，随着年龄的增长，人们往往会出现动脉硬化加剧、血栓频繁形成的情况。这时如果吃些具有溶解血栓作用的纳豆，就可以起到一定的缓解作用。

纳豆激酶的溶血栓作用在人工血栓实验和临床实验中均已获得证实。而且，临床实验发现，每天吃纳豆对于血栓的溶解作用尤为明显。此外，纳豆还能让血栓中的难溶性物质"失效"，防止其形成淤积。

纳豆激酶存在于纳豆的黏性成分之中。如果想预防血栓形成，每天早晨吃点纳豆就是一种有效的方法。

23. 绿茶的儿茶素能有效祛除老年斑

现在，越来越多的人养成了喝茶的习惯。到了下午3

时，一边品茶一边吃甜点也会令人感到十分惬意。

据说在茶叶之乡，每个人一天的饮茶量都在10杯以上。另有报告称，在茶叶的产地，喝茶多的人一般不得癌症。日本静冈县中川根町（现川根本町）的男性，死于胃癌的比例仅是日本全国平均死亡人数的1/5，而中川根町就是日本著名的"川根茶之乡"。有人对茶叶的防癌效果做过研究，结果发现，绿茶中含有的儿茶素的确对癌症具有一定的预防作用；至于"喝多少绿茶才能防癌"，在这个问题上目前还没有一个确切的标准，尚处于研究阶段。

在治疗阿尔茨海默病方面，研究人员用小白鼠做过一项实验，将绿茶儿茶素的主要成分直接注入小白鼠体内，结果发现，作为阿尔茨海默病主要病理特征之一的大脑皮质老人斑的面积减少了47%～54%。在该动物实验中，儿茶素等成分的投入量为每千克体重20毫克，照此计算，一个体重为60千克的人，投入量应为1200毫克，相当于绿茶500毫升。

喝茶不仅有益健康，品茶更是一种十分有效的减压方式。所以，建议大家要养成每天喝茶的好习惯。

24. 营养健康的特级初榨橄榄油

地中海菜式中不可缺少的部分是橄榄油。下面我想先来谈谈有关脂类的话题。

脂类在营养学上被称为脂肪，脂肪经过分解后，即形成脂肪酸。一听到脂肪酸里的"酸"字，人们在印象里或许很少会将其与油类联系起来，但其实脂肪酸是脂类的一种，关于这一点，我们务必要搞清楚。

饱和脂肪酸是主要包含于动物体内的脂类，当进食牛肉（黄油）、猪肉（猪油）、鸡肉等肉类食品时，饱和脂肪酸就会进入人体；除动物性油脂外，椰子油也属于饱和脂肪酸之列。由于牛、猪等动物的体温比人体温度高，所以，饱和脂肪酸在人体中容易凝固。在拉面或比较油腻的饭菜放凉之后，常会出现一层白色的油脂，这就是饱和脂肪酸。过量摄入饱和脂肪酸会增加血液的黏稠度，容易引发心肌梗死、脑梗死等疾病。

在治疗阿尔茨海默病方面，研究人员对美国芝加哥地区65岁以上的健康人群进行了历时4年的追踪调查，结果发现，摄取饱和脂肪酸越多，患上阿尔茨海默病的风险就越大；爱吃高饱和脂肪酸食物的人罹患阿尔茨海默病的概率是平时很少吃饱和脂肪酸食物的人的2.2倍。

因此，必须注意，吃高饱和脂肪酸食物切忌过量。

与饱和脂肪酸相对的，是一种叫作"不饱和脂肪酸"的油酸，富含不饱和脂肪酸的食品有：橄榄油、菜籽油、大豆油、玉米油、芝麻油、动物肝脏、人造奶油、蛋白以及

EPA、DHA等鱼油等。

不饱和脂肪酸分为单不饱和脂肪酸和多不饱和脂肪酸两种。单不饱和脂肪酸又被称为Ω-9系列不饱和脂肪酸，例如橄榄油、菜籽油等；多不饱和脂肪酸又可以分为Ω-6系列多不饱和脂肪酸（例如大豆油、玉米油、芝麻油）和Ω-3系列多不饱和脂肪酸（例如青背鱼中含有的α-亚麻酸、EPA、DHA）。

其中，对人体健康有益的脂类是Ω-9系列中的橄榄油以及Ω-3系列中的α-亚麻酸、EPA、DHA。

橄榄油不仅具有抗氧化的功效，还能减少血液中的低密度脂蛋白胆固醇，有效预防动脉硬化的发生。在橄榄油当中，特级初榨橄榄油的维生素及矿物质含量尤为丰富，尤其是一种名叫"橄榄油刺激醛"的植物生化素，消炎效果十分好，非常适合慢性炎症患者长期使用。尽管这种橄榄油价格不菲，但它可以说是保健的必备佳品。

鱼油之所以对健康有益，主要是由于长期生活在深海中的鱼类比我们人类的体温更低，鱼油在常温下不易凝固的缘故。在这一点上，鱼油与动物性油脂存在着很大的区别。在缺乏Ω-3系列多不饱和脂肪酸的情况下，患阿尔茨海默病的概率将明显升高——这已经成为目前众所周知的事实。

所以，烤好大马哈鱼后淋上一些橄榄油应该是个不错的主意。

从营养的角度看，不得不承认，地中海菜式的确有其可取之处。

25. 吃鸡胸肉可抗衰老

与牛肉和猪肉不同，鸡肉的脂肪含量要少得多。拿鸡胸肉来说，如果连皮带肉一起吃，每百克的脂肪含量为12.3克；去皮之后，每百克为2.4克，这与每百克含脂27.2克的牛肉（牛肩里脊）相比，显然要少得多。

由此可见，除鸡皮之外，鸡肉中的脂肪含量并不多，而其中，我希望大家关注的是鸡胸肉。

鸡胸肉中含有一种叫作"肌肽"的成分，这种成分可以中和肌肉疲劳时产生的乳酸，缓解人体出现的劳累感；同时，它还能有效消除肌肉疲劳情况下产生的自由基。

研究发现，鸟类和马的肌肉组织中含有大量的肌肽。候鸟之所以能够不知疲倦地飞越辽阔的海洋和广袤的森林地带，马之所以能够一刻不停地穿越广阔的草原，这些都要归功于肌肽发挥的神奇作用。目前人们普遍认为，运动的持久力和瞬间爆发力都与肌肽这种成分有关。

尽管我们人类没有必要像候鸟那样连续飞行，但能有效消除乳酸、自由基的肌肽对于我们仍然非常重要。除了抗氧化作用外，肌肽还具有预防老化的功能。

鸡肉不仅脂肪含量低，而且还含有大量的优质蛋白质。

如果你正在为体内堆积的脂肪而烦恼，如果你常常会感觉劳累，相信多吃些鸡胸肉一定会对你的健康状况大有益处。

26. 猪肉配蔬菜才是更科学的吃法

前文向大家介绍了吃鸡胸肉的好处，当然，我并不是说吃牛肉或猪肉不好，只是想告诉大家吃肉也不能偏食，要注意营养平衡，各种肉都吃一些对身体才更有好处。

以猪肉为例，猪里脊中的维生素B_1含量约为牛肉的10倍，其含量之丰富在其他食物中也实属罕见。这意味着我们每天吃猪里脊肉100~150克，就能完全补充人体一天所需的维生素B_1。

维生素B_1能参与将米饭和面包等主食中的糖转化为能量的过程，而且对缓解疲劳也很有帮助。由于维生素B_1会伴随尿液或汗液迅速地排出体外，建议大家在吃饭时可以同时多补充一些能够提高维生素B_1体内吸收率的"大蒜素"成分。大蒜素含量丰富的蔬菜有洋葱、大蒜、葱、韭菜等，吃肉时可以考虑搭配这些蔬菜一起吃。

与牛腰肉相比，猪里脊肉中的脂肪含量还不足前者的一半。因此，后者适当多吃一点也无妨。除了维生素B_1之外，猪里脊肉中还含有丰富的维生素B_2、维生素E、烟酸等营养成分。知道了这些，吃肉时多搭配蔬菜，就能吃得既放心又科学。

27. 吃羊肉能健脑

左旋肉碱是羊肉中含量很高的一种成分。在日本，这种成分曾因其能够消耗体内脂肪的神奇功效成为人们一时热议的话题。

研究发现，左旋肉碱对于大脑也有着非常重要的作用。这种作用主要表现在两个方面：其一是合成作用，大脑中有一种与记忆和思维相关的神经物质——乙酰胆碱，而左旋肉碱是合成乙酰胆碱的必要成分，通过摄入左旋肉碱，可以使乙酰胆碱的含量得到明显提升。研究人员以小白鼠为对象做过一项动物实验，给年纪大的小白鼠投喂左旋肉碱。结果发现，这些小白鼠脑内的乙酰胆碱成分显著增多，学习能力有所提高。也就是说，在记忆力没有衰退的情况下，思维能力有所进步。第二种作用是提高脑内神经活性的作用，这一点与神经营养因子的作用非常相似。神经营养因子并不是真的能营养神经，而是通过作用于颅神经，使神经细胞变得更加活跃。有了神经营养因子的存在，就能让神经纤维和脑细胞重获新生。随着年龄的增长，脑细胞数量将越来越少，摄入左旋肉碱可以阻止脑细胞数量的继续减少。

左旋肉碱就是这样一种能够阻止脑细胞减少、具有健脑益寿功效的神奇物质。牛肉和猪肉中也含有左旋肉碱，但含量最多的还是羊肉，羊肉中的左旋肉碱含量是牛肉的3倍，是猪肉的9倍。而从分布的部位来看，左旋肉碱多存在于运动神经比较发达的腿部。

人在年轻时，体内的左旋肉碱成分比较充足，因此，并没有大量补充的必要。不过，50岁之后，就该主动地补充了。如果吃不惯羊肉，也可以从牛肉中摄取这种成分，拿牛排来说，100克牛排就完全可以满足人体对左旋肉碱的需求。

28. 关注菜苗的特效成分

说起我们平常吃的菜苗，大家对此有多少了解呢？一般能举出来的不外乎萝卜苗、豆芽、荞麦苗、发芽糙米等，而最近小麦胚芽和西蓝花苗在日本超市的蔬菜卖场似乎也成了经常可见的"熟面孔"。此外，我们吃的笋其实也属于植物的幼苗。

　　植物嫩芽有一个共通的特点，那就是嫩芽中含有大量的营养成分，例如蛋白质、脂类、矿物质、维生素等。

　　而且，植物嫩芽中还含有丰富的萝卜硫素，对癌症具有很强的预防作用，前文中曾介绍过的西蓝花就是其中之一。除此之外，让我们再来认识一下其他类似物。

　　萝卜苗是小麦胚芽之下萝卜硫素含量最多的嫩芽菜。萝卜硫素具有不耐高温的特点，因此，萝卜苗非常适合生吃或者拌凉菜食用。

　　萝卜也可以算作嫩芽菜的一种，其根部富含的异硫酸成分具有分解脂肪、杀灭幽门螺杆菌的强大功效。此外，萝卜中淀粉酶的含量也十分丰富。

　　荞麦苗中含量最多的成分是芸香素，芸香素除了能激活脑细胞外，还具有降血压的作用。可以说，与荞麦粉相比，荞麦苗中的营养成分更加多。

　　发芽糙米中含有大量的维生素、矿物质和膳食纤维，是一种营养价值很高的食物。这种糙米又被称作"发芽米"，其营养成分远远高于普通糙米，具有降血压、抑制中性脂肪增加和改善血液循环的不俗功效。

29. 理想的降血糖食谱

让我再解释一遍血糖升高的原理：当米饭、面包等含糖类较高的食物摄入人体后，经过消化、吸收，会最终转化为葡萄糖。葡萄糖短时间大量进入血液后会引起血糖升高；同时，人体分泌胰岛素，将葡萄糖转运入细胞，以便使葡萄糖氧化产生热能，供给人体所需。

前文还提到，血中葡萄糖的骤然增多会使人体处于一种急需大量胰岛素的异常状态之中，而这对于健康是非常不利的。

我们都知道，血糖值的升高与人们吃的食物有着密切的关联。可以想象，直接摄入葡萄糖与吃含有等量葡萄糖的食物相比，自然前者更容易引起血糖的升高。

与含有等量葡萄糖的食物进行对比，你会发现有些食物会引起血糖升高，而有些则不然。人们将衡量血糖高低的标准称作"血糖指数"，也就是平常所说的"GI值"。我们在日常饮食中，应该尽量选择GI值低、不会引起血糖升高的食物。

主食中容易引起血糖升高的有精白米、馒头、法国长棍、贝果面包、牛角包；不易引起血糖升高的有糙米、全麦面包、黑麦面包、荞麦面条等。蔬菜中容易引起血糖升高的有土豆、胡萝卜、玉米等；不易引起血糖升高的有芋头、青豌豆、番茄、大豆、菠菜、生菜、西蓝花、芹菜、蘑菇等。水果中容易引起血糖升高的有菠萝、葡萄、西瓜、黄桃、香蕉，不易引起血糖升高的有木瓜、西柚、橙、苹果等。乳制品中容易引起血糖升高的有冰淇淋，而牛奶、酸奶（非调味）可以放心饮用。

我们在吃早餐时，尤其应该注意选择GI值低的食物，以糙米、发芽米（或者掺有大豆的发芽米）的米饭搭配味噌汤、纳豆、烤大马哈鱼一起食用最为理想。如果喜欢西式早餐，就在全麦面包、酸奶、无糖咖啡（咖啡和红茶都不易引起血糖升高）和绿叶蔬菜沙拉（豆类蔬菜也可）的基础上搭配苹果等（作餐后水果）也是非常不错的组合。

根据以上介绍，大家不妨设计一套适合自己的降血糖菜单，相信效果一定不错！

30. 每天补水要"达标"

所有的食品中都含有一定的水分，饭菜中也需要水分。当我们进餐时，水分也会随着食物进入体内。除了吃饭之外，我们也可以从咖啡、茶等饮品中摄取一部分水分。然而，我们从这些饮品中摄取多少水分算是适度呢？虽然这个问题与阿尔茨海默病没有什么直接关系，但从补水与抗老化的关系方面考虑，不得不说其重要性仍不容小觑。

我们人体大约60%是水（男性60%，女性52%~55%）。一旦缺水，我们就会感到口干舌燥，很想喝水。产生渴觉的区域位于大脑的视床下部，而随着年岁的增长，大脑的这种功能会不断衰退，夏天中暑或打高尔夫球晕倒很多时候是由缺水所致。

那么，我们每天应该摄取多少水呢？正确的答案是成人应达到体重的1/30才算合格。也就是说，一个体重60千克的成人，每天需要补充的水分应该在2000毫升左右，倘若不去有意识地让自己喝水，恐怕普通人一般都很难"达标"。

如果家里有鲜果汁、茶或白开水，不妨记得多喝一点。尤其是茶，沏上一壶香茗慢慢品来不仅可以放松心情，陶冶情操，还能补充人体所需的水分，正可谓是一举两得。

31. 防癌食品金字塔

2006年日本厚生劳动省的人口动态统计结果显示，在当今日本死亡率最高的疾病中，排在第一位的是癌症，每年的死亡人数为329198人；排在第二位的是心脏疾病，每年死亡人数为172875人；排在第三位的是脑血管疾病，每年死亡人数为128203人。这一排序很清楚地表明，癌症的死亡率远远高于其他疾病。因此，希望大家在关注阿尔茨海默病的同时，也要对癌症"杀手"引起足够的重视。基于这一考虑，我想在此向大家介绍一下美国采取的一些抗癌措施。

跟日本一样，在美国，癌症也曾是导致人口死亡的"最大杀手"。在20世纪60年代后期至20世纪70年代，美国罹患生活习惯病的人不断增加，美国国民因此花费的医疗费用直线上升。面对这种情况，当时的美国总统尼克松决定，将原本用于阿波罗计划的巨额预算转投于改善癌症治疗技术的用途上，试图通过这一努力将癌症的死亡人数减少。然而没有想到的是，癌症患者的人数非但没有减少，反而仍然呈现持续增加的趋势。

于是，美国政府调整策略，将资金从原先的"治癌"转而投向"防癌"的方向。首先，政府出面对美国人的饮食生活进行了一次彻底的调查。这次调查由1975年福特总统时期的民主党副总统候选人乔治·麦高文参议员牵头的"营养问题特别委员会"负责具体实施，并提交了轰动全美的《美利坚合众国参议员营养问题特别委员会报告书》，通称《麦高文报告》。

该报告称，各种慢性疾病都是由以肉食为主的错误饮食习惯引起的，仅靠药物无法根治。报告同时指出，人们通过吃肉摄入的大量脂肪、糖、盐与心脏病、癌症、脑卒中等疾病的发生有着紧密的联系，进而警示民众要注意营养和饮食的摄取方式。据说《麦高文报告》是第一份公开指出营养失衡和饮食不当会导致疾病问题的权威性研究报告。

营养问题特别委员会委托美国国立癌症研究所（NCI）就营养（饮食）与癌症之间的关系问题展开调查。研究人员通过对蔬菜、水果、谷物、海藻等食物中包含的几万种化学物质，每种食物的防癌效果以及流行病学调查数据的综合解析，公布了大约600种具有防癌作用的化学物质。其中，儿茶素等多酚类物质，蔬菜、海藻中富含的天然色素（类胡萝卜素）以及香草中的萜烯等均榜上有名。

将这些物质按其防癌效果的高低排列，就形成了"防癌食品金字塔"，越是靠近塔尖处的物质，其抗癌效果就越显著（见图1）。

处于塔顶位置的食物有大蒜、卷心菜、大豆、生姜、胡萝卜、芹菜等，这些菜在美国大型超市的蔬菜卖场里不难买到，每天的膳食中合理地加入这些材料，相信一定会对防癌、抗癌大有帮助。

　　在美国癌症研究所选取的防癌食品中，越靠近顶端的食品，其防癌效果越显著。其中，防癌效果最好的食物是大蒜，其次是卷心菜、生姜、芹菜、洋葱等。研究发现，这些食物中均含有一种硫化物，属于植物生化素的一种。

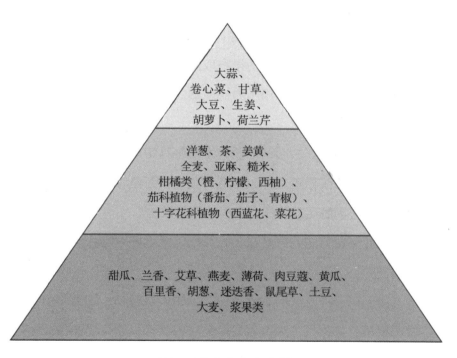

图1　防癌食品金字塔

32. 食物为什么要吃得"彻头彻尾"

前文中介绍了一些有助于预防阿尔茨海默病、能延年益寿的食物，接下来，我想介绍一下有益于大脑和身体健康的烹调方法。

首先要注意的一点是，食物应该从头吃到尾。对于烹调牛肉、猪肉和鸡肉来说，这一点做起来或许有些困难，尤其是烹调牛肉，要是担心患上疯牛病，那就最好作罢。烹调鸡肉时，三浦敬三先生的做法是将取出鸡头和内脏之后的整只鸡放到压力锅中炖熟。用压力锅炖熟之后，不用说鸡皮和鸡肉，连鸡骨也很酥烂。

将整只鸡炖好之后，三浦先生再将其切成几块，放在冰箱里保存。除了做鸡之外，做青背鱼、秋刀鱼等也都可以采取去头、去内脏后放到压力锅里炖熟的做法。

这种烹调方法的好处在于，人们可以更好地吸收食物本身的营养。

我们管这种吃法叫"整食法"。如果是谷物，就是不用做成精粉；如果是大米，就是指糙米的状态；如果是面包或小麦粉，就是指全麦食品；如果是蔬菜，就是指有皮的蔬菜连皮吃掉，根茎类蔬菜也可以带叶吃（马铃薯除外）；如果是小鱼，连鱼头也可以一起吃掉。

下面就来介绍一下三浦敬三先生整只鸡的做法。

【材料】

鸡　　　　1只（去头、内脏）

生姜片　　适量

酱油　　　2大匙

料酒　　　1大匙

糖　　　　1小匙

白酒　　　2大匙

（1）将整只鸡从里到外清洗干净，擦去水分。

（2）将鸡与调料全部放入压力锅中，加水稍漫过鸡，盖上锅盖炖45分钟。

（3）炖好后把鸡切成几大块，留出要吃的部分，剩下的放进冰箱保存。

据三浦敬三先生说，一整只鸡一般可以吃上4~5天。

33. "蒸"和"涮"更健康

现在，"做菜蒸着吃"成为人们谈论的一个健康话题。

"蒸"这种烹调方法的特点是完全不用油，可以避免菜肴中被掺入油脂。而且，与炒、烤等做法相比，据说蒸出来的菜肴更不易丢失营养成分。

日本最著名的蒸菜只有"茶碗蒸（蒸蛋羹）"而已，这种烹调方法之所以备受瞩目，主要是源于日本大分县别府温泉地区的一种叫作"地狱蒸"的吃法。利用温泉的蒸汽将蔬菜、蘑菇等食物全部蒸熟——这种做法在泡温泉的常客之间非常流行。而且，做"地狱蒸"的要点在于要保持相对低温，具体的做法是将蒸锅的盖子打开一点，以降低锅内的温度。与普通的做法相比，相对低温蒸出来的菜肴能保留更多的维生素C。

低温蒸出来的菜肴不会破坏蔬菜的原有细胞，吃起来脆爽可口，如果蒸的是蘑菇，还会让其本身的鲜香滋味更加浓厚。

低温蒸食物只需要将食材放入密闭性好的蒸锅中，在将锅盖盖上时留条小缝即可。大家不妨尝试一下，这种方法做出来的菜肴清新爽口。只是千万注意要掌握好火候，别蒸得面目全非。

不过，要说蒸着吃的最大好处，还是在于可以避免添加多余的油脂这一点。

在这一点上，还有一种做法不相伯仲，那就是涮着吃。

34. 切忌过量摄入"余分三兄弟"

现在有种说法，把脂肪、糖和盐称作"余分三兄弟"，据说这个新词源于一条电视广告，我个人觉得，这个名字起得很好。

在电视广告中，糖代表了所有含糖甜食，而实际上，除了甜食之外，食糖本身也应该被包括在内。脂肪当然是指脂类物质。尽管这三种物质都是人体必需的营养成分，可一旦摄入过量，也会对健康造成不小的危害。想必"余分三兄弟"正是从"吃多了不行"这个意义上加以命名的，对于这个构想我非常赞同。

然而，虽说是"吃多了不行"，可究竟摄入量超过多少会成为"余分"，这一点说得并不透彻。以糖来说，要想防止摄入过量，可以采取少吃甜食的方法。例如，不在咖啡或红茶里放糖，或者尽量不吃甜的食物。只要能做到这一点，效果就会明显不同。美国曾经掀起的"防癌全民运动"，也提倡民众在吃东西时不要放糖，可见要控制糖摄入量，这种方法有一定可行性。

脂肪这种成分会随着食材自然而然地进入体内。所以，要想控制脂肪，最好的办法也是切断源头。只要看到油脂，就尽量不吃，这样即便仍有残留，脂肪含量也会变得微乎其微。

最棘手的问题是如何控制盐。日本人一直有口味偏咸的倾向，在20世纪70年代，日本人每日的盐平均摄入量为17克，从20世纪80年代后半期开始，逐渐地减到11克；2000年之后，这一数字有所减少；现在，则控制在了10.9克，并长期在这一数值上下徘徊。

虽然专家认为这一数字还应有所减少，但是随着超市销售的饭食和盒饭等方便食品的普及，盐摄入量的下降幅度变得非常缓慢。

日本厚生劳动省建议国民最好将每日的盐摄入量控制在10克以下；而WHO称，理想的每日盐摄入量应为5～6克。为此，日本还出现了依据WHO的标准指导国民合理饮食的专业医师。

要做到尽可能控制盐的摄入，很多方法都可供参考，例如做完菜后除去汤汁，使用柠檬等柑橘类调味品，改用小碟盛酱油（而不是直接淋到食物上），不用酱油腌制咸菜，吃面条不喝汤，控制好调味的咸淡，不吃过多味浓、味重的食物等。吃东西一定要适量，浅尝辄止也同样能令人获得满足。

当食物中的盐减少之后，你会更加清晰地品尝到食材的原汁原味。所以，希望大家给食物调味时，避免味道调得过浓，而遮盖了食物的原味，失去"吃"的乐趣。

35. 饮食健康的长寿之乡

说到日本的长寿之乡，冲绳县当居首位。然而，或许你并不知道，冲绳县男子的平均寿命目前正在逐渐缩短。

过去，冲绳县的男女寿命在日本都是最长的，但在1995年的调查中，男子的平均寿命落到了第4位，2000年更是下滑到了第26位，而且至今这一名次也未发生改变。与此相对，冲绳县女子的平均寿命却始终保持第一，而日本男女平均寿命落差最大的地区恰恰也是冲绳县。

为什么冲绳县男子的寿命会越来越短呢？

《冲绳县医师会报》（2006年10月号）上登载过一篇名为《冲绳危机》的论文（田仲医院院长田仲秀明）。文中说道：曾在2003年5月至2004年3月间，针对在冲绳丰见城中央医院就诊的6985名（男性3839人，女性3146人）年龄在30～79岁的患者做过一项调查。

调查显示，被诊断为代谢综合征的男性患者占到总人数的30.2%，女性为10.3%，男性所占比例是女性的3倍。其中，因腹部肥胖被诊断为代谢综合征的男性患者最多，约占48.6%，女性为41.5%；因高血压被诊断为代谢综合征的男性患者为47.3%，女性为25%；因高脂血症被诊断为代谢综合征的男性患者为62.5%，女性为49.6%；因高血糖被诊断为代谢综合征的男性患者为71.7%，女性为53.9%。

腹部肥胖、血压高、血脂高、血糖高都是引起代谢综合征的典型诱因。有学者指出，在肥胖、高血压、糖尿病、高脂血症这四大危险因素中，拥有2种的人罹患心脏病的风险是正常人的10倍，拥有3～4种症状的人罹患心脏病的风险是正常人的31倍——这就是代谢综合征的可怕之处，而冲绳县男性面临的正是代谢综合征的巨大危机。

这篇论文还指出，因为冲绳县没有铁路，所以大多数情况下，出行都是以汽车为代步工具；人们买东西也通常选择大型购物中心，平时很少有机会走路。而且，冲绳县的快餐业也有着悠久的历史，每10万人中的快餐店数量位居日本前列。可以说，美国式的生活方式在冲绳县已经根深蒂固。

此外，冲绳县的男子对猪肉、牛肉等动物性食物的摄取量也很多，日本全国在脂肪摄取量上在1993年唯一超过30%的地区就是冲绳。

因为男性通常有很多外出就餐的机会，所以摄取动物性脂肪的概率相对较高；而女性一般都待在家里吃饭，这也成为她们始终保持长寿的重要原因。

调查还显示，冲绳县的年轻人也呈现平均寿命逐渐缩短的迹象。在冲绳县的寿星村——大宜味村，那里的长寿老人对海藻和大豆食品的摄取量都高于全国平均水平，另外还有一个特点就是吃盐较少。由此可见，冲绳县的女性和老人是始终坚持当地食物养生传统的"主力军"。

36. 每天坚持测体重

我曾经与三浦敬三、板桥光、舁地三郎、中川牧三、有马秀子、日野原重明等年逾百岁或者年近百岁的老寿星们见过面，他们朝气蓬勃的生活状态令人吃惊，他们旺盛的行动力和好奇心更令人敬佩，让我不得不承认，这群百岁老人的确活得精彩。

在当地，人们通常将那些年逾百岁却依然身体康健的老人尊称为"百岁寿星"。自古以来，99岁就一直被人们称作"白寿"，这是因为"白"字上面再加一横即成"百"字的缘故。英语中也有一个时髦的称呼，将百岁以上的老人称为"centenarian"，作为"century"的派生词，指的是活了一个多世纪的人。

说到100岁，人们往往觉得这种年纪有点遥不可及。然而，2009年的统计结果显示，日本百岁以上老人有40399人，与10年前相比，增加了3倍之多。其中，绝大多数是女性，为34952人，占到总数的86.5%，而男性只有5447人。

当我亲眼见到这么多的百岁老人，不禁对他们精彩的人生感到钦佩，于是，我也在心里默默地给自己定下了目标，一定要努力活到100岁。

这些百岁老人有一个共同的特点，那就是他们看上去从年轻时起就一直不胖。另外，还有一个共同之处就是他们的动作都非常灵活而轻盈。

从医学上看，从年轻时起体重始终保持恒定且很少发胖对于身体健康最有好处。肥胖往往会给身体造成非常沉重的负担，不仅行动受限，还可能给身体系统本身造成不利的影响。要做到一辈子不发胖，就要在平时做好生活管理；此外，放松心情、尽量减少精神压力也是长寿的秘诀之一。

因此，我们首先应该养成每天称量体重的好习惯——相信在日历牌上记录下每天的体重变化对于控制体重来说也是个有效的好方法。

37. 控制饮食热能可以延年益寿

肥胖是健康长寿的大敌，医学上将预防肥胖的节食瘦身称为"控制热能"。2009年，美国的威斯康星大学公布了一份实验数据，进一步说明了控制热能、健康减肥的重要性。

该项实验以近似于人类的猕猴为实验对象，研究人员从1989年开始，对猕猴进行了历时20年的持续观察。

首先，研究人员将随意选取的猕猴分成两组，将其中一组的喂食量减为平时的70%，而给另一组的喂食量保持原先的正常水平。

在1989年，当时喂食量为70%的组的成员是15只雄性猕猴，另一组的猕猴也是15只，同样全部都是雄性。1994年，研究人员又向两个组中各增添了15只雄性猕猴和8只雌性猕猴，至此，参与实验的猕猴总数达到了76只。

在生存率方面，喂食量为70%的组中，38只猕猴中仅有5只死亡；而另一组的38只猕猴中，死亡的数量达到了14只。从患病情况来看，喂食量为70%的组中没有患糖尿病的猕猴，而另一组中有5只猕猴患上了糖尿病，还有11只出现了糖尿病的前兆（糖耐量异常）；患癌症的猕猴在喂食量为70%的组有4只，另一组有8只；患心脏病的猕猴在喂食量为70%的组有2只，另一组有4只。另外，实验还发现，在喂食量为70%的小组中，几乎没有猕猴出现脑萎缩的现象。

由实验结果可知，仅将喂食量减少至平常的70%，就能收到降低死亡率、减少疾病发生的效果。

仅从数字分析，实验结果已经一目了然，而这些猕猴的外观更是让人感到吃惊。我曾在电视节目中看到过这些猕猴，喂食量为70%的组中，猕猴们不仅皮毛光润、目光锐利、行动敏捷，而且整体看上去都很年轻；而另一组的猕猴皮毛蓬乱、行动弛缓，都像是上了年纪的垂垂老者。两组猕猴对比之下，很难让人相信它们都是同样年纪，其差别之大清晰可见。

该项实验历时20年之久，因此其数据的准确性毋庸置疑。

　　而事实上，在以小白鼠、海豚、皿网蛛、水蚤、原虫（阿米巴原虫等）为对象的实验中，也成功地验证了控制热能对于延长寿命的作用。其中，小白鼠寿命能延长1.4倍，海豚1.4倍，皿网蛛1.8倍，水蚤1.7倍，原虫1.9倍。

　　以人为例，第二次世界大战期间，当时的伦敦也跟日本一样，全部采取粮食配给制。在战争的强大精神压力及粮食短缺的恶劣条件下，人们都以为这将导致死亡人数的大大增加，然而实际上，死亡的人数却出现了减少。

　　最近有研究认为，当时之所以会出现死亡人数减少的情况，与人体摄入的热能受到限制有着十分密切的关系。

　　那么，我们应该如何控制热能的摄取呢？

　　答案就在接下来的一节里。

38. 日野原医师的全天食谱

　　"饭吃八分饱，医师不用找。"——这是日本江户初期的儒学家和教育家贝原益轩在其著作《养生训》中的开篇，也是自古以来告诫人们注意节制饮食的一句谚语。事实上，吃饭一直吃到饱也的确会给人体的消化系统带来非常沉重的负担。肥胖固然可怕，而给身体造成负担其实更需引起警惕。

　　当食物摆在眼前时，告诉自己"吃八分饱就好"，能这样刻意地节制饮食当然难能可贵，然而，要想真正实现健康长寿，"吃八分饱"实际上还是有些过量。

由猕猴实验的数据可知，将喂食量控制在平时的70%，不仅能帮助猕猴延年益寿、减少糖尿病的发病率，还能起到保持青春、延缓衰老的效果。

继猕猴之后，我在本节要介绍的这位是日本"圣路加国际医院"的日野原重明医师。

日野原医师每天都要根据自己计算的基础代谢量和日常的活动情况严格地控制全天所应摄取的热能。考虑到医师从事日常业务、演讲、写作等活动的工作特点，他每天摄取的热能约为5434焦耳（约1300卡）；而一个70多岁的普通老人每天在日常活动中（日野原医师的活动量应在正常范围内）消耗的热能应为7733焦耳（约1850卡），照此计算，日野原医师每天摄取的热能刚好是普通同龄人的70%。

据日野原医师本人所说，他自己十分清楚控制热能对于保持健康的重要性，故而始终在有意识地控制饭量。

下面介绍的是日野原医师一天的饮食内容。早饭通常是1杯加了植物油（1大匙）的100%天然果汁以及1杯加了1盒冰牛奶和1大匙卵磷脂粉（卵磷脂是一种具有健脑功效的类脂）的温咖啡——这就是早饭的全部内容。有空的时候，他还会再吃半根香蕉。

午饭一般是1盒冰牛奶，外加2～3片曲奇饼干。

晚饭食谱是芙蓉蟹、腌鲑鱼、茄子串、冻豆腐（半块）、绿色蔬菜沙拉、牡蛎汤、咸菜和米饭（半碗）。

在日野原医师的全天食谱中，只有晚饭像模像样，而且是以吃鱼取代了吃肉，蔬菜的摄入量非常丰富，但作为晚饭来说，量不算多，热能也相当低。

日野原医师还有一点与猕猴实验中寿命较长的猕猴十分相似（虽然这样说有些失敬），那就是他现在的体重与他20岁时几乎没有什么不同。

在得知了日野原医师以及其他百岁老人的饮食内容之后，我发现他们每天都吃得很少。或许有人觉得马上将饭量减少三成做起来很难，那么，不妨先从"饭吃九分饱"做起。这样循序渐进地坚持下去，相信"饭吃七分饱"的目标迟早能够实现。

39. 每顿七分饱 = 减重5%

如果能够坚持控制热能的摄取，做到每顿只吃七分饱，体重就会自然而然地减下来，而这种循序渐进的减重法是比较可取的。

我有一个患者，是65岁的Y先生。Y先生的体重是67千克，身高164厘米，家族史中没人得过糖尿病。来我处就诊前一年的年底，Y先生在接受检查时，发现自己的糖化血红蛋白猛然升高到了9.1%。糖化血红蛋白在血糖增高时会升高，正常值应在4.3%～5.8%。我诊断Y先生得了糖尿病，在给他开药的同时，我建议他可以通过食疗方法和运动疗法进行积极的治疗。Y先生是一个非常认真的人，也十分清楚糖尿病的可怕之处。

据Y先生说，去年夏天他一直在家庭菜园里拼命干活，但快到秋天时伤了腰，因而减少了活动量。当时，他每天都要喝点啤酒以及1～2杯勾兑了乌龙茶的白酒，饭量也比以前有所减少。他之所以患上糖尿病，我想腰痛导致运动量减少应该是一个非常重要的原因。

Y先生在被诊断为糖尿病之后，开始了非常积极的治疗。他首先戒了酒，然后将饮食的热能也成功地控制在了全天6704焦耳（约1600卡）的目标范围之内。不仅如此，他还决定每天坚持在自家附近的游泳池里游泳1小时。在游泳池里游泳不会因为体重造成过大的身体负担，故而非常适合腰部（或膝盖）有问题的人。

这样过了3个月，Y先生的糖化血红蛋白下降到了6.4%，而且原来居高不下的血甘油三酯、血胆固醇、天冬氨酸氨基转移酶（AST）、丙氨酸氨基转移酶（ALT）等指标也全部降到了标准值以下。

在Y先生的整个减重过程中，当体重减少5%（也就是3千克之后），各项数值开始出现明显的变化。Y先生3个月后的体重为60千克，总共减少了7千克。此后，他的糖化血红蛋白迅速下降，现在已经完全控制在了标准范围内，不再需要服药。

除Y先生外，我还接诊过很多患者，他们都是在体重减少了5%后，身体的各项指标渐渐地出现好转。因此，如果想减重，首先将目标定在减去总重量的5%应该比较合适。

体重70千克的话，就要减3.5千克；如果是80千克，就要减4千克——这样的目标实现起来应该不至于太困难。倘若目标定得过高，往往会加大完成的难度，让人无法坚持下去。因此，大家可以尝试先从减重5%开始，相信一定能够收到立竿见影的效果。

40. 能控制食欲的神奇激素

每当我看到明明已经吃不下去却还在不断向嘴里塞着食物的人，就会想"也许是他们的饱感中枢出了问题"。

发出"肚子饱了，再也吃不下了"的信号的是人体一处叫作"饱感中枢"的地方。当食物进入胃里造成胃部扩张，经过消化、吸收之后，引起血糖值升高时，饱感中枢就会发出这样的指令。1994年，人们研究发现，作用于饱感中枢并向其发送以上信号的是一种叫作"瘦素"的激素。

当小白鼠丧失了分泌瘦素的功能或其大脑无法接收瘦素发出的信号时，小白鼠就会毫无节制地吃东西，长得越来越胖。再以人为例，据说某地有一个瘦素基因发生变异的孩子总是不断地吃东西，7岁时的体重已经达到45千克（7岁孩子的平均体重为24千克）。瘦素是由脂肪细胞分泌的一种蛋白质激素。有些人怀有疑问，认为胖人体内的脂肪细胞多，分泌的瘦素应该更多才是，那他们为什么还会发胖呢？经研究发现，这是胖人体内吸收瘦素的系统出现异常的缘故。有一段时期，人们将瘦素当成了神奇的减肥药，认为只要摄入瘦素，就能轻轻松松地瘦下来，很可惜这不过是痴人说梦罢了。

胰岛素也能对饱感中枢产生刺激作用。只要血糖升高，人体就会分泌胰岛素，而胰岛素本身也会对饱感中枢持续地产生刺激。刺激饱感中枢发出"不要饮食过量"的警报是胰岛素的重要作用之一。

顺便说一下，有些时候，即使饱感中枢发出了"不必再吃了"的指令，我们还是会不停地吃下去——所谓的"靠吃减压"指的就是这种情况。在心情烦躁时，眼前如果摆着一盘小点心，人们就会自然而然地拿起来送进嘴里，因为大家都知道，通过吃东西可以缓解自己的心理压力。

所以说，控制食欲远没有你我想象的那么容易。

41. 改一改进餐的顺序

保持健康长寿的基本理念是：不一定要瘦，但求不胖就好。

我先来举一个吃饭时需要注意的例子。每个人都有自己不同的进食习惯，有的人习惯于先吃自己爱吃的食物，有的人则喜欢把最爱的食物留到最后慢慢品尝。

我的建议是，吃饭时最好先吃含有膳食纤维的食品。膳食纤维能够吸附牛肉等动物性脂肪，并能帮助人体将其顺利地排出体外。事先吃点含有膳食纤维的食品，可以起到促进脂肪排泄的作用。尤其是在吃肉的时候，更应该先吃点含有膳食纤维的食品。

第二点建议是，米饭最好留到最后吃。尽量延缓糖分进入体内的速度是关键。如果一开始就吃大量的米饭或面粉类食品，就会导致血糖很快升高，从而引起胰岛素的分泌。胰岛素分泌过于旺盛，对于进食和身体健康并没有好处。

所以，我们进食的顺序应该是先吃沙拉或经过蒸煮的蔬菜类食物，然后再吃鱼或肉等主菜，接下来是米饭，最后是水果——这与"怀石料理"等日式菜肴的上菜顺序基本一致。吃饭也不能太赶时间，让我们坐下来慢慢地享受美食吧！

42. 如何抑制想吃东西的冲动

　　尽管下定决心要吃"七分饱"，但是当美食就在眼前，有些人还是会禁不住拿起筷子，由着性子大吃特吃。毕竟想减饭量，本来就不是一件容易的事。

　　如果你真想只吃"七分饱"，就必须在吃饭的时候将做好的饭菜剩下一成。刚开始这么做，你可能会很饿，想吃东西也是情有可原。但是，倘若就这样被食欲所打败，恐怕想要瘦下去将会变得相当困难。

　　还有一种方法叫作"行为疗法"，意思是说将某种行为置换成其他行为。比方说，可以考虑用喝水来代替吃东西；还可以在想吃东西的时候，采取先忍耐5分钟再吃的办法。虽说只是短短的5分钟，但忍耐5分钟的时间对于平息自己想吃东西的强烈冲动来说应该足矣。

　　坚持写饮食日记也是抑制食欲的有效方法之一。将自己在一天当中吃的所有东西都记录下来——这项工作做起来虽然稍显辛苦，但可以让你清楚地知道自己"在什么状态下想吃东西"，找出那些至今为止尚未意识到的问题，从而达到控制食欲的目的。"记录式减肥"就是充分地利用了这一原理的产物。你要做的，只是准备一本笔记本，坚持将自己一天中吃到的食物全部记录下来而已。首先，就让我们从假期里的某一天开始记录吧!

总之,要想成功地抑制自己想吃东西的冲动,非常重要的一点,就是要认清那个爱吃东西的自己。

43. 舍得在吃饭上花时间

每个人都有自己的饮食习惯,有的人吃饭速度很快,有的人吃饭囫囵吞枣,有的人心情好时爱吃东西,有的人靠吃东西缓解压力,有的人吃饭像是"蜻蜓点水",有的人碰到美味就停不住嘴,有的人吃饭的同时还一定要做些其他事情……虽然习惯各不相同,但可以确定,这些都不是良好的饮食习惯。

然而,我们很少会发觉自己的饮食习惯存在不妥之处。不得不遗憾地说,人们之所以会发胖,正是对自己的饮食习惯缺乏正确了解的缘故。

其中,吃饭快就是比较有代表性的一种不良饮食习惯。在与大家一起吃饭的过程中,唯有自己总是早早地"结束战斗"——这正是吃饭快的人的典型特征。

有没有人算过自己在吃饭上花了多少时间?比方说早饭,是10分钟吃完,还是10分钟之内必然搞定?午饭又是怎样?那些短短几分钟就吃完午饭的人总爱拿"工作忙"当借口,但其实就算工作不忙,他们的用餐时间恐怕也很难超过

10分钟。再来看看晚饭，我们普遍认为，晚饭是一日三餐中最该好好享用的一顿饭，可尽管如此，仍然很少有人会花1个小时吃顿晚饭。

与日本人相比，意大利人和法国人在吃饭上花的时间就要充裕得多，在细细品尝美食的同时，大家通常也会相谈甚欢。对人类而言，"吃"是生活中非常重要的部分，因此很关键的一点是，我们必须要舍得在吃饭上花时间。

从医学的角度看，细嚼慢咽对于预防肥胖也大有好处。消化管感受器将"吃饱"的信号传递给饱感中枢大约需要20分钟的时间，倘若在饱感中枢做出反应之前就已经吃完，就会造成"过食"的结果。

吃一顿饭的时间应该控制在20～30分钟，要想更好地控制时间，一是要做到细嚼慢咽，二是要在吃饭的过程中稍做休息，再就是要学会品尝。细嚼慢咽这一点在其他章节中将有相关介绍。下面我主要讲一下如何在吃饭过程中稍做休息以及如何品尝美食。

在吃饭过程中稍做休息，其实指的就是留出放下筷子的时间。有些人在吃饭的过程中总是一直拿着筷子，而且，有这种习惯的人并不在少数。在吃饭的过程中，这些人总在用筷子夹着食物不断地送进自己的口中。要改变这种节奏，必须要养成在吃饭的间隙放下筷子的习惯，而使用筷子托就是解决这一问题的一种方法，因为有了筷子托的帮忙，人们在暂时不吃东西的时候，就会自然地把筷子放下来。

我们吃东西当然要品尝滋味，但如果吃得太快，食材的味道在口中就会大打折扣。我在前文中曾介绍了吃"菜苗"的好处。菜苗的季节性很强，只有在特定的时间才能吃到菜苗的美味。同样，很多蔬菜、水果和鱼类也都有其时令性。所以，吃东西的时候，千万不要让美妙的滋味轻易地从口中溜走哦。

当你尝遍各种食材的美妙滋味，就会自然地体会到生长在四季分明的国度里的那份喜悦和幸福。

44. 晚上9点以后不进食

饥一顿饱一顿，暴饮暴食，不吃早饭，午饭吃得很少或一天中只吃晚饭一顿正餐——这样的饮食习惯很有可能会导致肥胖的发生。从一日三餐的饭量而言，"早饭吃得饱，午饭吃得好，晚饭吃得少"是最理想的状态。在白天，我们的身心都在工作，对能量的需求自然较多，必须从早晨开始就给自己"加满油"，午饭也建议大家多吃套餐。至于晚饭，只要少吃一点，体重会慢慢地降下来，最好是能养成早晨饿醒的饮食习惯。

晚上吃饭太晚会缩短食物在体内消化和吸收的时间，从而引起肥胖。因此，晚上最好尽早结束进食，最迟不应超过晚上9点。如果由于加班的原因耽误了晚饭时间，可以在傍晚5点左右先吃点零食，回家后的这顿晚饭也应该尽量少吃。倘若晚上总是饭局不断，或是晚饭之后还喜欢吃些小点心，这种情况下，体重势必要直线上升。因此想减肥就要下定决心，晚上9点以后不再吃任何东西。

吃饭不专心不单是指边吃饭边干活或边吃饭边看电视这两种情况。比方说，边吃饭边看别人唱卡拉OK，边吃饭边打游戏，边吃饭边打电话，边吃饭边看报纸，再或者，一边忙着一边抽空抓点食物塞进嘴里……凡此种种，统统都是吃东西三心二意的表现。明明吃着，自己却意识不到——正是概括上述表现的最好定义。

所以说，好好吃饭，而且知道自己在吃什么，这一点非常重要。

我们不妨回想一下自己的饮食习惯，改掉陋习就从现在做起！

45. 女性更应该补钙

根据统计显示，女性的寿命一般更长，在日本，超过百岁高龄的老人当中，女性的比例占86%。然而，如果从"健康寿命"的角度来看，人们发现，虽然女性的寿命更长，但未必活得更健康。

所谓"健康寿命"，是指人在不需要接受护理的情况下可以正常、健康地进行日常生活的年限。健康寿命是根据"平均预期寿命"的概念对人们今后尚能正常、健康地进行日常生活的寿命年限进行计算的。

发布于2004年《日本国民生活白皮书》上的一份统计图显示了65岁的老人能够正常、健康地进行日常生活的年限。其中，男性为12.64年，女性为15.63年；而从平均预期寿命来看，日本65岁男性的平均预期寿命为18.21年，女性为23.28年。由此可见，健康寿命与平均预期寿命之间的差距男性相差5.57年，女性相差7.65年。也就是说，虽然女性的寿命更长，但是女性在65岁之后尚能健康地维持日常起居的时间非常有限，理论上只有短短的7.65年而已；与此相比，尽管男性不如女性长寿，但由于两者之间的差距为5.57年，因此，无法正常、健康地进行日常生活的年限反而相对较短。

活得长，但并不健康——我们应该尽量避免这种情况的发生。就女性而言，预防的关键在于补钙。

女性在迎来更年期之后，雌激素就会急剧地减少。由于雌激素与骨骼的形成（形成骨骼）和骨质的吸收（溶解和破坏旧骨）之间关系密切，过了更年期的妇女特别容易患上骨质疏松症。骨质疏松症是严重影响人们健康寿命的"杀手"之一，得了骨质疏松症会让骨提前变脆，即便受到外界极小的刺激，也可能导致骨折，甚至造成患者从此卧床不起。而骨质疏松症是由骨缺乏钙所引起的，因此及时补钙非常重要。

钙包含在牛奶等奶制品、豆腐等大豆制品、小鱼和大部分的黄绿色蔬菜中。人体每天对钙的需求量为600毫克，通常一瓶牛奶的含钙量为200毫克，一瓶200毫升的酸奶的含钙量为220毫克，2/3块豆腐的含钙量为240毫克，一条小沙丁鱼的含钙量为210毫克。因此，除了牛奶和酸奶外，多吃些小鱼对我们的健康也大有裨益。

为了健康长寿，请大家一定把补钙进行到底！

46. 吃得糙，老得快

现在，社会上似乎存在着一种错误的观念，认为人一旦上了年纪，粗茶淡饭填饱肚子就行，吃得糙点无所谓。在饮食方面，吃得过量、过饱当然对健康无益，但吃饭也不能草草了事，只有讲究合理、均衡的膳食搭配才能真正吃出健康来。正如我在前文中一直强调的那样，蛋白质、糖类、脂肪等营养成分在膳食结构中缺一不可，缺乏营养的饮食会成为危害身体和大脑健康的重要隐患。

其实，要想吃得健康，并不需要吃什么特别的东西，只要在平常的膳食中注意摄入一些我在前文中介绍的食品就已经足够了。另外，还有两点应该注意，一是多在食物的做法上下功夫，二是在吃饭的顺序上一定要讲求科学。

这些都不是难事，可贵的是坚持。

第二章

日常生活中的好习惯对增进
大脑和心脏活力大有益处

习惯篇

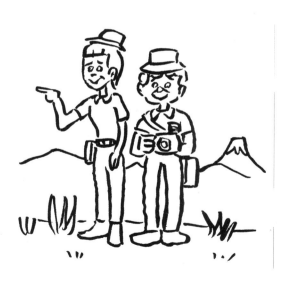

1. 人人都有长寿基因

人们在谈到精神矍铄且人生态度积极的百岁老人时，总是充满崇敬地将其称为"老寿星"。那么，这些精力旺盛的百岁老人与我们普通人之间有什么不同？难道他们拥有什么特殊的长寿基因吗？

迄今为止，研究人员发现了30多种与长寿有关的基因。在一项利用酵母进行的实验中，一种叫作"SIR2"的长寿基因浮出水面，该基因的发现者是麻省理工学院的莱昂纳多·格伦泰教授。在我去美国麻省理工学院位于波士顿的大学研究室拜访期间以及在日本举行的学术研究会上，曾与为人热情的格伦泰教授有过数面之缘。

我也详细地询问过SIR2长寿基因的发现过程，从我与教授的交谈内容中，我发现，有几种方法可以达到长命百岁、健康长寿的目的，而其中之一，正是我在第一章中讲到的控制热能。

SIR2基因是从酵母菌中发现的。实验证实，在养料充足、环境温暖的条件下，酵母菌中的这种基因表现得缺乏活性；而在养料匮乏、外界气温寒冷的条件下（实验条件是在冰箱中放置2~3个月），SIR2基因则表现得十分活跃。SIR2中的"SIR"是英语"silent information regulator"的缩写，也可以译为"沉默信息调节因子"。其中，"silent"

一词颇有深意，它指的是一种安静的状态，也就是说，酵母菌活动相对安静的状态正是人们得以发现长寿因子的必要条件。

酵母菌缺乏养料的状态就相当于人类对热能的控制。那些吃得太多、越长越胖的人，其体内的长寿基因根本无法得到激活。因此，首先要做到的重要一点是要控制食量，将体重保持在正常的范围内。

还有一条重要的信息，那就是实际上我们人人都拥有SIR2基因。这种基因并不仅供长寿人群专享，它原本就包含在我们每个人都有的基因当中。

基因就如同挂在服装区的服装，既有平时可以穿的便装，也有仅限婚礼、葬礼等特定场合才能穿着的礼服。

当热能控制在足以让我们的身材穿得下有型的服装时，SIR2基因就会蠢蠢欲动起来。既然明知道我们每个人都拥有长寿基因，那何不找一种途径善加利用呢？

只要肯付出努力，在成功瘦身之后，相信你也一定能从服装区里找到那件属于你的有型而合体的衣服。迈出这一步，距离未来跻身百岁老人行列的目标就更近了。

2. 健康长寿的第一步——多爬楼梯

虽说基因就像挂在服装区的各种衣服种类繁多，但是只要想让长寿基因真正发挥作用，就绝不能像对待礼服一样，多数时间都将之束之高阁，而应该让它成为我们每天都要穿着的日常便装。

身材微胖的人要想长寿，就必须改变目前的状态，让自己苗条起来，而要做到这一点，其实并没有想象的那么难。首先，要给自己制订一个减重5%的目标。也就是说，如果你体重60千克，就要减3千克；如果是70千克，就要减3.5千克。减肥这种事不必急于求成，给自己3个月的时间，相信只要坚持，任何人都能达到目标。倘若你本来就是标准身材，那你要做的，就是将现在的状态继续保持下去。

对于胖人而言，要达成减重目标，比较有效的方法是将现有的饭量减少一成，其次就是积极地运动，只要做到这两点，成功达标应该不成问题。有关饮食的话题我在第一章中已经讲了很多，因此本章重点阐述的是日常生活中积极运动的意义。

说到运动，并不一定要特意跑到健身房去。在每天的生活中，不坐扶梯或直升梯而改走楼梯；尽量少开私家车或打车而改乘地铁或公交车等公共交通工具；路途不远的情况下多选择步行……只要对目前的生活方式稍做调整，就可以达到强身健体的目的。瘦人也应如此，倘若一味地贪图方便，总有一天肥胖会找上门来。

现代生活给我们提供了便利的同时，也剥夺了很多运动的机会。拿大城市来说，交通设施纵横交错，道路四通八达；每个车站都配有电扶梯或升降梯，有的地方甚至还配备了自动人行步道。通信手段也变得异常发达，手机几乎到了人手一部的程度（婴幼儿除外），人们随时随地都能拨打电话或接听电话，从而大大地减少了人们外出和碰面的机会。做饭、洗衣服这种家务事做起来也比过去轻松很多，市面上甚至还出现了能帮人打扫屋子的扫地机器人；而且，就连电视机、空调等家用电器也几乎全部实现了遥控操作。

就像这样，我们的生活环境渐渐地朝着事事无须亲力亲为的方向发展。在这种条件下，人们如果不有意识地加强运动，就可能会遭遇肥胖问题。因此，务必时时警惕，让自己的身体动起来。

3. 一口食物要嚼30次

与身体一样，还有一个部位需要养成多活动的习惯，那就是下颌。我所说的活动下颌，指的是要仔细咀嚼。日本有一首歌唱到"乌龟爷爷慢慢嚼"，乌龟素来被视为长寿的象征，"咀嚼"对于长寿的重要性从歌中可见一斑。

百岁老人之一的三浦敬三老先生平时就很讲究细嚼慢咽。在换成假牙之后，他养成了一口食物嚼60次的习惯，这也是他能将用压力锅做的炖鸡吃到一点都不剩的一个重要原因。不仅如此，他还经常去牙医那里调整假牙，让牙齿总是处于善于咀嚼的良好状态。

后面的章节中还将提到的另一位百岁老人舁地三郎先生（104岁），他一直说他的健康秘诀就是细嚼慢咽。他每吃一口食物，通常要嚼30次，如果遇到较硬的肉类食物，则要嚼40次，就连吃乌冬面，也要保证每口30次的数量。这位老先生的兄弟姐妹也都很长寿，当一家人聚在一起吃饭时，每个人都细嚼慢咽，吃一顿饭要花很长时间。

倘若能做到像三浦老先生那样一口食物嚼60次固然最好，即使不能，建议大家至少也要咀嚼30次。在第一章饮食篇中，我曾经提到过吃饭不能图快的问题，而要改变这种习惯，首先就该做到细嚼慢咽。接下来，不妨就以30次为标准试一试吧。

我在演讲会上一直倡导大家咀嚼30次，听过演讲之后，有些人便开始坚持每口食物咀嚼30次。据他们说，以前吃一顿饭最多不超过10分钟，然而，在养成咀嚼30次的习惯之后，花在吃饭上的时间达到了30分钟，吃起东西来也变得津津有味了。很高兴听到这样的反馈，让吃饭变成一大乐事正是我的心愿所在。

我们人类吃东西的目的并不仅仅是为了生命的延续，

"吃"或者说"饮食"是一种文化。世界上除了日本菜之外，还有法国菜、中国菜等各种各样的美食，而尝尽天下美食其实也是体验各国文化的大好机会。

家常菜也是如此。人们常说，家常菜有一种妈妈的味道，正是妈妈做的饭菜把我们喂养长大，所以，每当怀念起妈妈做的饭菜时，自己不妨也动手做来尝一尝，要是妈妈也在身边，就再好不过了。

当我们倍加珍惜地把自己做好的菜肴吃进嘴里的时候，吃到的不仅是食材的味道。只要将心情融入其中，相信一定能找到品味美食的乐趣所在。

4. 拥有一口好牙可防阿尔茨海默病

很可惜三浦敬三老人吃饭依靠的是假牙，让自己拥有一口好牙其实非常重要，"亚洲大洋洲地区老年学大会"就曾经指出健牙护齿的重要性。日本"东北大学研究生院齿学研究科"的渡边诚教授曾率领研究小组以住在日本宫城县仙台市市内的70岁以上老人为对象进行过一项调查。结果显示，老年人拥有的真牙数量与阿尔茨海默病的患病率之间存在着一定的联系。

研究人员为1167名接受体检的老人进行了阿尔茨海默病发展程度的测试，并根据结果将他们分为"完全正常""疑似轻度阿尔茨海默病""疑似阿尔茨海默病"三个组别。然后，再对三组人所剩余的真牙数量进行了对比。

结果显示，在没有阿尔茨海默病迹象的"完全正常"组，人均真牙保有量为14.9颗；而"疑似轻度阿尔茨海默病"组和"疑似阿尔茨海默病"组的人均真牙保有量则分别为13.2颗和9.4颗。由此可见，人的健康状况越好，其真牙保有量越多。正常人与可能患有阿尔茨海默病的人相比，其保有的真牙数量要多出5颗之多。由于一个人通常只长28颗牙齿（智齿除外），5颗牙的差距并不算小。

渡边教授进而又采用磁共振的方法，对这些老人的大脑容积进行了检测。结果发现，剩余的牙齿越少、能够咬合的牙齿数量越少的老人，其脑中主司记忆的海马附近掌管意思表达、思考等重要功能的前额叶部位越普遍地出现容积减少的现象。

根据这一结果可以得出结论，那就是：人的真牙越少，咀嚼功能越差，其罹患阿尔茨海默病的风险越大。

渡边教授的研究报告显示，人们一直认为的植入假牙可以解决牙周病掉牙问题的观念是存在误区的，拥有一口好牙其实非常重要。

渡边教授还介绍说，用真牙嚼碎食物，然后混合着唾液将食物送入食道——牙齿通过这种运动，能有效地刺激牙龈，从而达到活化大脑的作用。一旦开始掉牙，牙齿周围的神经便会丧失作用，致使刺激无法传达至大脑，从而给大脑带来不利的影响。

据说咀嚼是比活动四肢更加细致、更加复杂的行为。的确，嚼东西时，口里不仅能感知极其细碎的食物，还能将无法下咽的东西除出去。咀嚼食物必须使左右两颊的肌肉进行伸缩，由于牙齿与大脑之间分布着非常庞大的神经网络，通过咀嚼可以达到促进脑部血液流通与激发大脑活力的作用。

有一位著名的牙科医师曾因突发脑梗死导致了半身不遂，由于他在牙科治疗方面具有丰富的临床经验，他除了吃饭外，在平时也积极地进行牙齿咬合的咀嚼练习，结果不仅使半身不遂的状况得到了改善，语言交流也变得顺畅了许多。他正是通过牙齿的咀嚼运动才帮助身体走向了康复之路。

所以，大家不妨学习乌龟爷爷，都来尝试一下"慢慢嚼"的乐趣吧。

5. 唾液的惊人功效

当人们看到美味的食物，就会涌出口水来。口水，也叫唾液，是由腮腺、舌下腺、颌下腺等大唾液腺以及位于舌头、口唇等口腔黏膜处的小唾液腺分泌的。正常成年人每天的唾液分泌量很大，为0.5～1.5升。

唾液是一种有助消化的消化液，它能清洗牙齿表面、防止牙齿酸化、预防蛀牙，除此之外，还具有良好的抗菌作用。

想必大家都曾有过口干舌燥的经历，之所以出现这种现象，都是由唾液分泌量减少造成的。当人们感到烦躁、紧张时，会极大地影响唾液的分泌；人上了年纪之后，唾液的分泌量也会不断减少。此外，服用治疗慢性病的各类药物有时也会出现唾液量减少的不良反应。服用降压药、抗组胺药、支气管扩张药、三环类抗抑郁药都可能会造成唾液分泌量的减少。

过去，唾液曾因其成分中含有的一种能使人保持年轻的"口水腮腺素"而备受关注；现在，研究人员又发现了唾液中的另一种新成分——生长激素。多项研究表明，唾液生长激素具有显著的抗衰老作用，因此促进唾液分泌对身体健康大有益处。

促进唾液分泌的最好方法就是多咀嚼，咀嚼越多，唾液就分泌得越旺盛，只要肯用心，这一点绝对不难做到。

6. 多看新闻，关心天下事

接下来要讲的是一个在101岁去世的美国老寿星玛丽修女的故事。

玛丽修女1892年出生在美国的宾夕法尼亚州，在家里的

11个兄弟姐妹中排行老大。由于父母去世得早，玛丽修女初中毕业之后便进了修道院。尽管只有初中学历，但她十分努力，不仅通过自学获得了高中毕业文凭，还在19岁那年当上了一家乡村学校的数学老师。而且，据说当时她是以全优的成绩通过所有科目的考试的。

　　玛丽修女在84岁走下讲坛之后，仍在修道院里坚持参加文化活动。作为一名志愿者，她热衷于参加当地的各项公益活动；同时，她每天还会十分仔细地翻看报纸，对世界上发生的大小事情格外关心。她有一句口头禅，那就是"只有晚上睡着的时候我才会闲下来"。

　　美国肯塔基大学医学部的预防医学研究小组曾在玛丽修女身前所在的圣母修道院做过一项有关年龄增长与阿尔茨海默病发病关系的研究，以生活在修道院这样相同环境下的人群为观察对象，希望通过调查弄清楚什么样的人群更易患上阿尔茨海默病。在充分了解研究小组的意图之后，这家修道院里678名75～107岁的修女全部参与了该项调查。

　　在调查中，研究人员对101岁去世的玛丽修女的大脑进行了解剖，结果发现，她的大脑重量仅为870克，远远低于普通人1200克的标准重量，这说明她的大脑已经发生了萎缩。不仅如此，她的脑神经细胞也出现了明显脱落，作为阿尔茨海默病重要特征之一的大脑老年斑也可以见到，神经元纤维在多处还发生了病变（细小的纤维缠绕在神经细胞上）。根据这些迹象可以肯定，玛丽修女身前患上了阿尔茨海默病。

然而，令人感到不可思议的是，玛丽修女在接受阿尔茨海默病诊断测试时表现得完全正常，生活也能够自理，在智能测试中甚至还得了高分，根本看不出一点阿尔茨海默病的症状。

在分析为什么解剖结果显示大脑呈现阿尔茨海默病的表现而玛丽修女本人却未患上阿尔茨海默病的原因时，研究人员推测，这应该与玛丽修女的生活方式、生活习惯有关系。

首先，玛丽修女对待任何事情的态度都非常积极。当初研究人员造访修道院表明研究目的、请求众人参与时，第一个举手表示支持的就是她。不仅如此，她还向其他修女讲述了研究的重要性，极大地激发了大家的参与热情。

其次，玛丽修女勤于动脑。她看报纸总是从头看到尾，对天下事充满兴趣，还经常参加志愿者活动。研究人员分析，这种生活方式正是可以解释为什么解剖学意义上大脑存在阿尔茨海默病病变而她本人表现正常的一大理由。

由此可见，大脑要活到老用到老——这一点十分重要。

7. 要有敢于尝试的精神

三浦敬三老先生曾接受过"日本抗加龄学会"的宣传专访。

专访介绍了他的饮食起居和日常生活习惯，当专访记者说到银杏树叶能促进脑部血液流通的话题时，这位老人表现出了极大的兴趣。后来他经过调查，亲自采摘了一些春天萌发的银杏树叶，并将其烘干后制成了茶饮。

自己认为有意思的事情，就马上尝试去做，这是一个人生活态度积极的表现。凡事朝着正面的方向去努力，对于激发大脑活力至关重要，而且能做到这一点正是一个人头脑年轻的证明。

电视上经常会介绍一些健康养生的方法，大家看过之后，不妨也试着做一做。就算做不到持之以恒，偶尔为之也是好的。因为有了想尝试的念头，才有可能真正让身体"动"起来。

人们常说做人要沉稳持重，然而，当看到那些长寿之人，你会发现，他们往往更喜欢率性而为。在实际行动方面，他们也是略"快"一筹。

除了平时锻炼身体之外，104岁的舅地三郎老人在过完100岁的生日之后，便开始了周游世界的环球旅行——以百岁高龄挑战环球旅行，真可谓是将率性做到了极致。凡事敢于挑战、勇于尝试并不是一件坏事。

8. 用写日记的形式唤回2天前的记忆

记忆包括短时记忆和长时记忆，另外，还有一种叫作"感觉记忆"。感觉记忆是指图像或声音在脑海中停留1~2秒钟的短暂记忆。

短时记忆有时只能保持20秒钟，不过也有连续几天不忘的情况。要想将短时记忆转化为长时记忆，就必须将短时记忆中的所有材料搬进长时记忆的仓库里。进行转化时，还需要进行记忆维持和精确化方面的反复练习。

记忆维持练习指的是重复记忆的方法，想必大家都曾有过一遍遍地大声朗读英语单词的体验，这就是记忆维持练习的一种表现。记忆精确化练习则是将相关事物联系记忆的一种方法，例如将年号与历史事件相挂钩，抑或是将日本镰仓时代与源赖朝联系起来一同记忆。除此之外，强化记忆的方法还有很多，诸如分类记忆法、行为记忆法等。短时记忆通常会随着时间的流逝而消失殆尽，长时记忆则可以在大脑里保存相当长的时间。

要想为长时记忆"保鲜"，必须要至少将该段长时记忆重新回顾一遍，而时常回忆2天前发生的事情就是一种颇为有效的记忆练习。人们一般会对前一天发生的事情记忆得比较清晰，但如果换成2天之前，记忆则会模糊得多。

所以，对于2天前发生的事情，通常需要有意识地进行回忆，而用写日记的形式记录自己2天前的生活经历就不失为强化这种记忆的好办法。与其说是日记，将其称为备忘录或许更为贴切，因为内容可以更加简化。比方说，2天前吃过什么东西、每顿饭吃了些什么……这样的记录完全合格。

养成时常"光顾"长时记忆"仓库"的习惯之后，不仅可以更清楚地了解自己记忆能力的好坏，还能通过这种记忆训练，更好地预防阿尔茨海默病的发生，绝对值得一试。

赶快行动起来，从今天开始动手写"日记"（记录2天前的饮食内容）吧！

9. 书要放声读出来

有一本名叫《放声读日语》的畅销书曾在日本红极一时。所谓"放声读"指的就是朗读，那么，人在进行朗读时，大脑都会发挥哪些作用呢？

首先，是认出排成纵列的文字。要想认出纵列，大脑就需要将文字想象成空间中的存在，而且，还必须对这些文字列进行非常细致的观察。说得夸张一点，那种感觉就像是要准确地辨认漂浮在空间里的一条长绳一般。

其次，是分别读句中的汉字和平假名。要想将文章准确无误地朗读出来，就必须充分调动语言方面的文字知识（有关文字的知识）、音韵知识（怎样发音）、含义知识（什么意思）和语法知识。一旦遇到不会读的生字，还可能需要查字典或者请教他人。

最后，是念字成音。要做到这一点，与人的发声这一运动功能息息相关。

从大脑各部位的分工来看，放声朗读应该是顶叶、颞叶、额叶等多个部位共同作用的结果。

有报告称，研究人员在让阿尔茨海默病患者进行发声朗读后发现，这种练习能有效抑制大脑认知功能的衰退。在该报告中，阿尔茨海默病患者除了朗读外，还接受了简单的心算测试（加法、减法、乘法），研究人员对他们的脑功能进行分析后发现，他们的大脑明显呈现活跃的迹象。

还有一种预防衰老的方法是大声读报，从用脑的角度考虑，读报纸应该比闷头看报纸更有益健康。

再说点题外话，日本的很多说书艺人即便年事已高，依然能张口就来。究其原因，或许与这门艺术需要发声、需要说话有关。

10. 学会搭讪能健脑

有些人见面爱打招呼，有些人则不然。那些乐于跟别人寒暄、攀谈的人通常有着良好的沟通技巧。

我曾经向经营老人院的负责人询问过，据他介绍，那些平时喜欢主动打招呼的老人头脑都特别清楚。

家人之间嘘寒问暖自然是人之常情，而如果要跟陌生人打招呼，想必多少还是需要一些勇气的。即便上前搭讪，也未必一定能得到对方的回应，一想到可能会"碰钉子"，甚至遭遇白眼，很多人就选择了沉默。

有人认为，与陌生人主动交流是一种预防阿尔茨海默病、防止认知功能衰退的有效手段。事实上，迄今为止的各项研究成果也在很大程度上验证了这一观点。

那些不愿主动打招呼的人往往在心理上比较闭锁，只有自己主动地敞开心扉，才可能消除对方的心理防线。因此，人与人之间实现沟通交流的第一步必须从改变自己开始。

如果你以前是那种疏于交际的类型，那不妨从今天开始，主动搭建起与人沟通的平台，向着积极的人生迈出第一步！

11. 丢三落四还不算糊涂

想必有人曾有过这样的经历：大费周章地在家里找眼镜，结果把屋子翻了个底儿朝天后才发现，眼镜原来一直都戴在自己的头顶上。

虽然丢三落四，但还知道主动去找，人的记忆衰退到这种阶段问题尚且不大；相比之下，如果丢了东西也不去找，问题就要大得多。细细想来，"寻找"这种行为其实相当复杂。找的时候，人们必须准确地回忆起放置这件东西的时间、地点，放置的状态以及当时自己在做些什么等要素，而并非只是想起放在哪里那么简单。

比起找东西本身，沿着时光的轨迹再现当时的情形要困难得多。正是由于当时的所作所为都是无心之举，要想找到失物的线索，就必须逐一地回想清楚，而这势必要充分调动大脑的高级功能才能办到。

在阿尔茨海默病进一步发展的情况下，人们经常会忘掉东西摆放的位置，弄丢存折或印章的事情更是时有发生。越是叮嘱自己下次一定要把东西放好，就越搞不清楚东西究竟放在了哪里；倘若只是犯糊涂还好，如果到了疑心东西被别人偷走的程度，问题就比较严重了。

如果老人，尤其是过去很爱干净、经常把家里打扫得一尘不染的老人，出现了因怕麻烦而不再找东找西、任东西乱摆乱放的情形，则可以视之为阿尔茨海默病加剧的表现。

下面举出的是阿尔茨海默病患者常见的一些临床表现：

当我们摆出5件物品或者说出5件物品的名称，再在5分钟后询问对方所能记住的具体内容时，你会发现：60岁以上的老人随着年龄的增长，能够记住的物品数量呈现递减的趋势。人过了80岁之后，5分钟后能记起的物品数量为2件左右，而且这一数字还是该年龄段记忆水平的平均值。一旦患了阿尔茨海默病，记忆在短时间内就会消失殆尽，到时要想起一件物品都将变得十分困难。

人上了年纪之后，经常会碰到这样的情况：突然忘了熟人长得什么样，或是看着熟人的脸却怎么也想不起他的名字。要是事后能想起来，说明大脑记忆尚属正常。

人一旦患了阿尔茨海默病，不仅叫不出别人的名字，连熟人的样子也会渐渐地忘掉。轻者认不出街坊邻里；情况严重的，看着自己的配偶、儿女也将视同陌生人。

前文中我曾建议大家将自己2天前吃的三餐内容以日记的形式记录下来，记不清自己吃过些什么，问题还算不上严重；若是严重的阿尔茨海默病患者，不仅会忘掉刚刚吃过饭的事实，有时还会因为没按时开饭而抱怨、唠叨。

爽约的情况我们可能都会碰到，忘记约定的细节并不奇怪，但如果完全否认与他人有过约定，甚至还为此大动肝火，就说明他本人根本没发现自己有错，这种患者的阿尔茨海默病程度已经相当严重。

不再写日记或记账也可能是患上阿尔茨海默病的表现之一。常年坚持写日记的日本人一旦患上阿尔茨海默病，就会由于记不起汉字的写法而改用假名，日记的内容也会变得单调而粗陋，到后来，提笔忘字将成为家常便饭，从而迫使他们不得不放弃写日记的习惯。记账也是如此，一旦患上阿尔茨海默病，就会因为数字计算的复杂、烦琐而对其敬而远之。除了日记和账本之外，从贺年卡上也能看出一个人患上阿尔茨海默病的蛛丝马迹。由于日本人每年都有写贺年卡的习惯，行文有没有条理、汉字用得多不多、是否出现写不出邮寄地址和收信人的情况都是判断一个人记忆变化情况的明显标志。

前面提到阿尔茨海默病患者会由于算数能力的丧失而不再记账，除此之外，如果有人在购物时钱包里揣满了零钱，但由于算不清零钱数而只好用大钞结账，也可能是患上阿尔茨海默病的一个标志。

患上阿尔茨海默病的另一种表现是不再关心身边的新闻和时事，这与玛丽修女的情况恰恰相反。阿尔茨海默病患者看电视一般只看画面，即便是报纸，也只是看图片而不看内容。

除此之外，如果老人出现了综合判断能力降低、只对往事念念不忘等症状，也应该前往专业医院及时就医。

12. 呼吸也要讲方法

日本著名的歌剧演员中川牧三先生逝世的时候享年105岁，据说为了给众多弟子指导演唱技艺，他百岁高龄时还经常往来于日本和意大利两国之间。

中川大师生前长期担任日本"意大利协会"会长一职，毕生致力于意大利歌剧在日本的普及工作。他的弟子中既有大学的名誉教授，也有二十来岁的年轻人，而中川大师即使已过百岁高龄，在对弟子的指导上仍然十分投入。他如果一时兴起，甚至会连续2小时不间断地进行歌剧唱段的发声练习。

人们普遍认为，中川大师采用的独特的意大利式美声唱法是他得以长寿的重要的"秘密武器"。美声唱法是一种缓慢吐气（采用腹式呼吸）的发声方法，中川大师采用这种唱法演唱时，由于肺里的氧气和二氧化碳得到了充分的交换，使肺部的老化最大限度地得到延缓。

人上了年纪之后，肺功能开始衰弱，气体交换变得不那么顺畅，吸入体内的氧气也会因此出现不足，从而影响大脑的正常功能。

下面让我来详细介绍一下美声唱法的呼吸方法。

（1）尽量静静地、平缓地将气息从口中吐出。

（2）双手放于腹部，鼻子吸气，直至感觉腹部完全隆起（腹式呼吸）。

（3）重复这种练习，每天练一次，一次5分钟。

这种呼吸方法可以通过横膈的上下起伏吸入充足的氧

气，此举不仅能更好地为大脑供氧，还能提升人体的某些神经递质的含量，起到缓解压力、稳定情绪的作用。

可以说，正是这种独特的歌剧唱法为中川大师开启了长寿之门。人活着就要呼吸，就算不能用美声唱法引吭高歌，学习这种运用横膈的腹式呼吸法也有利无害。

13. 笑一笑能健脑

日本自古就有"笑口常开福运来"的说法，那么，笑口常开对于治疗阿尔茨海默病又有哪些功效呢？

大阪大学医学系研究科公共卫生学副教授大平哲也曾做过一项研究。

该项历时四十多年的研究以日本大阪府Y市的2516名居民为对象，这些居民都在2007年进行过心脏等器官的检查，除了45人不符合要求之外，其余的人都接受了研究人员的问卷调查。

研究人员按照性别、年龄的标准对被调查者在日常生活中笑的频率进行了调查，并从精神压力状态、饮食内容、运动量、睡眠时间等方面对其相关性进行了解析。

调查结果显示，有大约40%的男性每天都能放声笑，而女性的这一比例为54%，这意味着，从频率上看，女性比男性更爱笑。同时，结果还显示，随着年龄的增长，人们每天笑的次数越来越少。

认知功能方面，存在以下三种情形：①爱忘事，周围人反映自己"总是问同样的问题"。②不能一个人独立地查电话号码、打电话。③有时候不知道今天是几月几号。如果有一条以上与现实相符的情况，就可能存在认知功能下降。

结果显示，在65岁以上的被调查者中，有25.7%的人存在认知功能下降。而且，与每天笑口常开的人相比，不爱笑的人发生认知功能下降的比例要高2倍多。

由此可以得出结论：爱笑的人不易患阿尔茨海默病。

平时不苟言笑的人只要努力做到笑脸迎人，久而久之，就能走出最初的尴尬，让"笑"成为一种固定的习惯。

笑容不仅能给他人带去愉悦，同样也能令自己感到快乐，因此在人际交往中，笑容是一种至关重要的"利器"。现在努力还不晚，快让自己马上变身笑口常开的开心达人吧！

14. 一举两得的"卡拉OK"长寿法

唱"卡拉OK"已经成为年轻人休闲娱乐的时尚选择；即使是老年人，利用电视和配套音响在家里唱唱歌、自娱自乐的也大有人在。

唱"卡拉OK"能对大脑的音乐中枢产生刺激作用。唱歌、演奏乐器、听音乐等行为与读书看报、写日记一样，都属于大脑的高级功能。

尤其是唱歌，这种行为与指挥声带发出语言的神经活动极为类似。前面曾经提到朗读的健脑功效，与朗读相比，唱歌更为复杂，需要调动更高级的大脑功能，其中之一就是情感的表达。

我曾应邀参加过由65岁以上的业余钢琴爱好者组织的音乐演奏会，看着这些退休老人的精彩演出，除了对他们平时的勤加苦练感到敬佩之外，更为他们灵活舞动的手指所弹奏的旋律中洋溢的那股有如青年人一般的旺盛激情所折服。

我觉得这种情感表达中透露的青春朝气正是大脑受音乐刺激后呈现的典型特征。唱歌亦是如此，所有的歌曲都是饱含情感的。

因此，或许我们可以这样说，音乐、歌唱是让大脑永葆青春的重要手段。

歌唱得好不好并不重要，关键是歌唱本身有益健康。你大可以一个人偷着唱歌，不过相比之下，身边有听众的情况下更容易对大脑产生刺激作用。

唱"卡拉OK"既能达到与人沟通的目的，同时也能通过刺激大脑发挥健脑功效。因此，唱"卡拉OK"真可谓是一举两得的"健康良方"。

15. 爱美之人更长寿

我曾经拜访过舛地三郎老人。那是在2010年，他即将迎来104岁生日的时候。我在约好的地方等了一会儿，然后一位穿着大红色夹克的老人出现在了我的面前。夹克的颜色十分鲜艳，引来了不小的回头率，然而，穿在这位老人的身上并不显得过于突兀。后来我发现，原来他在其他场合穿衣打扮也都显得非常年轻。

舛地老人是日本第一所面向残障儿童的学校"柯树籽学园"的创始人，至本书写作前仍担任园长一职，从事着教育工作。

舛地老人创建柯树籽学园的初衷源于他的两个儿子曾经患过小儿脑性瘫痪，正是这样的经历激发了他要为残疾儿童和智障儿童专门开办一所学校的念头。2004年是"柯树籽学园"成立的50周年，在此期间，舛地老人不断学习心理学、教育学、医学、文学等方面的知识，并取得了医学和文学专业的博士学位。

为了推广新式的幼儿教育方法——"舛地式手制玩偶亲子互动课堂"。舛地老人在100岁之后开始周游世界，做起了环球巡回演讲的工作。

我曾看过舛地老人与世界各国的人们互相交流时的合

影，他在每张照片里都显得非常年轻，相信这其中服装也帮了大忙。究竟是因为人长得年轻，所以才特别适合穿时髦的夹克，还是因为打扮得时髦，才让人更显年轻？我想应该是兼而有之。

接下来介绍的另一位寿星也是一位时尚达人，她就是有马秀子女士。

有马女士是东京银座地区一家酒吧的老板娘，有50多年的从业经验。有一次，在接受采访时，有位记者从她身上闻到了一股香水味，一问才知道，原来有马女士搽的是香奈儿20号花露水。众所周知，香奈儿5号是世界上最著名的香水之一。但在有马女士看来，香奈儿5号的甜蜜香气更适合年轻人，不太适合上了年纪的人，而且，香水的气味过于浓重，于是她选择了花露水。

或许与身为银座老板娘的经历有关，即使年过百岁，有马女士的时尚品位也仍然让人叹服。

追求时尚既是为了取悦自己，也是为了取悦他人。为某人花心思打扮的过程，也是对大脑持续产生刺激作用的过程。人们为了保证良好的交流沟通所做的努力不仅对活化大脑非常有效，也是自身预防阿尔茨海默病的"有力武器"。

据说有马女士本打算用丈夫的退休金开一家咖啡店，但沏咖啡比开瓶盖来得麻烦，于是她索性经营起了酒吧。有马女士迷人的谈吐和高超的交际手腕是这家酒吧的一大魅力。由于谈话间总能令人心情愉悦，有马女士的酒吧获得了众多日本财界著名人士的青睐。

除此之外，我想，有马女士高雅的时尚品位也是她能成为众人焦点的重要原因。有能力追求时尚也是大脑保持年轻态的有力证明。

16. 远离电脑、手机和电视

地方上经常举行长寿保健方面的研讨会，举办的地点有时会选在没有手机信号的深山里。

除了手机之外，深山里当然也没有电视和电脑。随处可听到潺潺的小河流水声、树木摇曳时发出的沙沙声，还有风从耳畔吹过时的低吟。置身于大自然的怀抱中，让人的五官变得格外灵敏。实际上，这样的环境对于消除大脑疲劳、活化脑细胞也大有裨益。

现代社会充斥着各种人工制造的声音，拿我们身边的声音来说，收发手机的信号声、电视的响声、地铁站台上播送的广播声……只要略微留意，就会发现，我们早已被过多的声响所包围。

如果我们的耳朵能"屏蔽"掉一切人工制造的响声，对大脑而言，就意味着精神负担的极大减轻。因此，在有条件的情况下，不妨让我们的大脑稍作休息。

不仅仅是声音，由于手机、网络等通信手段的不断普及，使得人们无论身在何处，都能轻而易举地与他人取得联系。这样固然是极大地方便了人们的生活，但另一方面也意味着，要真正保有属于自己的个人空间已然很难。

无法保有自己的个人空间从某种意义上可以说是经常处于受人监视的状态，能摆脱他人监视的目光、真正享受个人世界无疑是精神压力的极度释放。

这种释放对于大脑健康当然至关重要。

另外，不看电视也是让大脑获得充分休息的有效办法。人们在看电视的过程中，会将图像和声音这两种刺激源源不断地传送给大脑。虽然人们能自主选择所要观看的节目频道，却无法控制电视上播出的画面。因此，人们观看电视的过程是非常被动的，有时不得不忍受一些无聊或感官刺激强烈的画面；而不看电视则能让人从这种不良刺激中逃离出来。

偶尔过几天远离电视的日子，一定能让疲惫的大脑获得更好的休息，不信你就试试看！

17. 主动与人接触

大家或许觉得，与人接触是非常自然的事情，根本不值一提。不过，我所说的主动与人接触不是指与他人在电话或书信（或邮件）上的联系，而是指真正意义上的面对面交流。

　　会面是一种极其重要的交流手段，也就是说，交流并不是把自己知道的信息单方面地告诉对方的过程，而是在体会对方感受的情况下，不断互动和磨合的过程。通过面对面的谈话，有时也可能使对方或者自己发生改变。

　　在交流当中，关键是要相互理解或者说产生共鸣，应该设身处地为他人着想，站在对方的立场上体会他的情感和苦痛。唯有如此，才能真正算得上人与人之间的沟通交流。

　　当然，即使不见面，通过电话或写信（电子邮件）也能达到互诉衷肠、引起共鸣的效果，但却很难像面对面那样真切地感受对方的想法，要想真正产生共鸣，还是要双方实实在在地见面交流。

　　不同的交流方式对于大脑的刺激程度也不一样。大家不妨回想一下与自己的初恋约会时的情景，想必大多是处在心跳加速、特别紧张的状态之中。就算不是初恋，只要碰见的是自己喜欢的人，大脑活动也会活跃起来，维持一种异常兴奋的状态；相反地，如果遇到的是冤家对头，消极情绪就会油然而生。人与人彼此间的共鸣往往也产生于感情的波动之中，大脑活动当然也是如此，时而充满喜悦，时而倍感厌恶，而这些都是大脑得到激活的表现。

　　所以，建议大家多走出去主动与人接触，在与人交流的过程中让大脑兴奋起来，这样对大脑将大有益处。

18. 衰老从自暴自弃开始

三浦敬三老人99岁的时候成功地在勃朗峰上完成了滑雪。他的儿子——冒险家三浦雄一郎——在回忆起整个过程时说："我父亲88岁时立誓说要到欧洲的阿尔卑斯山滑雪（穿越4000米山脊的经典路线），并最终成功地达成了心愿。父亲平时经常滑雪，认为正是滑雪给了他健康的体魄。在日本国内时，他经常去札幌的手稻滑雪场练习滑雪；春天有时还会去八甲田山、立山等地。即使是90岁以后，父亲每年滑雪的天数也都在120天以上，他甚至还组织了滑雪旅游团，按照事先做好的计划，率领同伴们去加拿大和欧洲进行滑雪旅行。到了'白寿之年'（99岁），老爷子又说要去勃朗峰滑雪，并在2003年2月19日带着我和我的长子三浦雄大，祖孙三代成功地滑完了勃朗峰La Vallee Blanche冰河雪道的全程。"

这种挑战精神似乎是百岁老人身上的共通之处。《吉尼斯世界纪录大全》中记载的全世界有史以来最长寿的女人——法国的詹妮·路易·卡门据说就是在85岁高龄之后开始学习击剑的。

前面提到过的舜地三郎老人则是从95岁开始学习汉语，

至今仍保持着用汉语写日记的习惯。此外，他还经常用英语进行演讲。

凡事都不要在做之前打退堂鼓，要勇于尝试、不断挑战，有了这种精神，大脑就能焕发青春，重新"活"起来。

所以，务必谨记：自暴自弃是衰老的开始。

19. 把不快乐的记忆统统忘掉

在与百岁老人谈话的过程中，我发现他们之中几乎找不到性格阴沉、郁郁寡欢的人，他们个个都是"乐天派"。

过去人们一直认为，大脑的神经细胞会随着年龄的增加不断萎缩；直到后来，人们才发现，无论多大，神经细胞都能再生。

研究发现，这些新生的神经细胞是通过掌管大脑记忆功能的海马来发挥作用的。过去，人们对海马存在认识上的误区，认为在海马中记忆是不断累积的过程；而事实上，海马中新生的神经细胞有着消除以往记忆的神奇功能。也就是说，它们的作用不只是将记忆堆积到一起，还会将用不着的"旧货"逐渐地扫地出门。

海马中新生的神经细胞能对大脑的记忆进行甄别处理，分出哪些是应该在过去的记忆中加以保留的部分，哪些是没用的部分。当然，它们也有存储新记忆的作用，只是后者没有甄别作用突出而已。

人要适应新环境，就应该学会淡忘。关于过去的记忆，让我们以变换住处为例：新的住处和原来的住处无论是睡觉的地方还是厕所都不一定一样，所以，当人们搬到新环境后，就要对卧室、厕所等相关信息重新记忆；而另一方面，有关原先住处的信息便已不再需要。丢掉储存于大脑中的旧"垃圾"，植入新记忆——这是神经细胞的重要使命。

除了记忆的及时更新之外，人还有一种本领，那就是能把那些不愉快的、不愿记起的记忆统统忘光。

跟百岁老人交谈，他们或许会抱怨自己如今的记性差，但绝不会把过去受过的苦挂在嘴上，相反地，他们的回答总是充满了满足感，似乎完全忘却了曾经的痛苦经历。比方说，问起他们小时候哪一门课学得最糟糕时，百分之百的答案都是"想不起来了"，或许正是因为抛却了不快的记忆，才让他们得以长命百岁。把不愉快的记忆统统忘掉——做到这一点非常重要。

20. 不为子孙留美田

我起这个题目是借鉴了西乡隆盛所写的汉语诗中的一句，其原文是"不为儿孙买美田"。意思是说，与其把金钱用到为子孙后代购置好的田地上，不如用在对他们的教育上更加实际。而这里所指的"美田"，可以引申为财产。

在个人财产的处理问题上，我的意见是，不要总想着把财产（金钱）留给子孙后代，而应该花在自己身上。比方说，去听音乐会、旅游、学点东西，或是打扮打扮自己……总之，要学会为自己花钱。

人到老年，已经为工作、为家庭付出了很多。因此，今后无论是时间还是金钱，都应该花在自己身上，让人生之路走得更加充实。

要想让晚年生活过得充实，一个首要的条件就是要保证身体健康。因此，有必要对自己的健康状况做一次彻底的检查。此外，还可以把钱花在很多地方，例如，去健身房健身，买一套慢跑用的时髦的运动装备，去泳池游泳，或者买一张可供全年使用的观光年票，以便能随时外出走一走、散散心。

总之，要记住一点，千万不要亏待自己，在花钱的问题上尤其如此。

21. 旅行能让大脑更灵活

要想拥有一个不老的大脑，还有一个方法，就是外出旅行。

在陈述理由之前，请大家根据以下项目做一个自我测试。

□能自己查电话号码、打电话。

□能带头庆祝某个节日或进行运营规划。

□能负责某项会议的联络或财务工作。

□能自己一个人乘坐公共汽车、电车或者开车外出。

□能自己一个人做好计划到陌生的地方旅游。

□能做到在规定的时间里定量服药。

□能做好独立缴纳房租、公共水电费等家庭开支的管理
    工作。

□能独自购买日常用品。

□能按要求付款。

□能自己一个人到银行或邮局存钱、取钱。

□能一个人填写退休金或税款的申报单。

□能自己做饭。

□能自己打扫房间。

□能自己洗衣服、洗餐具等。

□能写信或写文章。

以上是由我过去就职的东京都老人综合研究所发起的、用于判断是否患有阿尔茨海默病的自我检测调查问卷。

该问卷的调查对象是有一定文化程度的老年人，如果年龄在65～74岁，得分在10分以下；或者年龄在75～79岁，得

分在8分以下，就可以提示存在患阿尔茨海默病的风险。

由于测试项目总共只有十五条，所以，得分要想超过10分并不容易。

这套调查问卷的内容分为两类：一类调查的是有关日常生活是否存在不便的问题；而另一类与日常生活关联不大，主要调查的是对方是否会享受生活。

例如，调查项目中"能自己一个人做好计划到陌生的地方旅游"就属于享受生活的范畴。

旅游出行本身是一种脱离日常生活、积累新鲜体验的过程，这种体验对激发大脑活力很有帮助。倘若对要去的地方完全陌生，大脑将获得更大的新鲜感。为了应对在旅游地可能遭遇的突发状况，外出之前必须做好预测和计划，以便随时采取对策解决问题。

而要做好提前预测并想好应对措施，必须要大脑发挥高级功能才能实现。因此，这在一定程度上能起到激发大脑活力的作用。

而且，如果是一个人旅游，旅程中出现的一切问题都只能依靠自己开动脑筋、独立解决，这对大脑来说，也算是一次超负荷的严峻考验。

还有最重要的一点，那就是人们从决定外出旅游的那一刻起，通常会很开心、很兴奋，而这种快乐情绪正是促进大脑思维活跃的关键要素。

22. 脑筋不糊涂，做菜更好吃

桐岛洋子写过一本书，名字叫《聪明的女人做饭好吃》，书中节选的一段宣传文字这样写道：（造就美食依靠的是）果断的决断力、大胆而灵活的创造力、丰富的包容力……的确如此，虽然离不开一日三餐，但若要饭菜美味可口，在做菜的过程中，决断性、创造性和包容性思维哪一样都必不可少。

做一顿饭通常要先想好菜单，然后再买齐材料进行烹制。在门外汉看来，做菜似乎非常简单，而实际上，做菜不仅需要动手，更需要动脑。人一旦患上阿尔茨海默病，便懒得为一日三餐吃什么去费神，只会重复地做同样的饭菜，而且在调味上也不再讲究。因此，饭菜的味道自然大不如前。

如果我们换个角度，就可以得出这样的结论：能做出像样的饭菜是判断一个人头脑清楚的标准之一。

前面提到的三浦敬三老人100岁以后不仅能够生活自理，还能自己做菜，用压力锅炖煮整只鸡的做法就是他自己研究出来的。

要做一手好菜，必须在创意上下功夫；要调出好的味道，更需要发挥大脑的高级功能，从这个意义上说，做菜不失为日常生活中激发大脑活力的一种方法。因此，大家不妨把做每一顿饭都当作锻炼大脑的大好机会，要抓住机会，勤加练习哦！

23. 做好未来一年的计划安排

日本圣路加国际医院的日野原重明医师出生于1911年10月4日，2010年时满99岁。

即便是这样的高龄，据说他每年演讲的场次也仍有150次之多，甚至还创造过一天演讲3次的记录，不仅如此，他演讲的日程安排更是到了5年以后。而他留给自己的休息时间几乎为零，真是一位名副其实的"老超人"。

或许我们无法做到像日野原医师那样，把5年的生活都安排得满满当当，不过做好未来一年的计划安排对任何人来说应该都不算太难。未来的一年里，你既可以外出旅行，又可以听音乐会、看话剧，或者是到现场看比赛。比方说世界杯足球赛，有机会也可以去全球性的体育盛会观看。

制订未来一年的计划安排也是对一年后的自己的一种想象。尽管不知道到时候情况会发生怎样的变化，但这并不妨碍我们对未来的想象。让未来在联想中更加丰满、具体，是激发大脑活力的手段之一。如果你明年要去旅行，不妨现在就联想一下自己在目的地观光时的情景，是参观被列为世界遗产的稀有建筑，或是在美丽的海滩上惬意休憩……当读到观光指南或网上搜到的旅游信息时，脑海中自然便会浮想联翩——相信这一点任何人都能做到。

想象着一年后的自己置身于观光景区的情景，能让人暂时告别现实的压力，在精神上获得充分的放松。

运用无限的想象力既有助于消除紧张情绪，又能起到提高大脑活性的作用。因此，大家不妨也来一试，展开联想的翅膀，为一年后的自己描绘一幅想象的图画！

24. 保持对异性的关注

我从一位参加体育俱乐部老年课程的朋友那里听到过这样一件事。

据说这家俱乐部的女教练向她的学生们传授过一则名为"健康七条"的口诀，其内容对于本书的读者颇具参考价值，请允许我在此稍做介绍。

（1）每天步行20分钟。

（2）大声朗读报纸。

（3）自己做饭。

（4）回想自己前天做过的事情。

（5）主动与他人见面。

（6）乘坐公共交通工具。

（7）谈恋爱。

以上七条中的部分内容我在本书中已经做过详细的解释，本节希望大家注意的是"健康七条"的最后一条——"谈恋爱"。

在前面"主动与人接触"一节中，我曾提到了沟通的话题，沟通的基本技巧就是要与对方产生共鸣，当这种共鸣更进一步，成为好感或喜欢，便将构成恋爱关系。

或许有人觉得"自己都一把年纪了，这种年纪谈恋爱怎么会跟健康扯上关系"，这是因为面对面地畅所欲言能有效激发大脑的活力。就算没到谈恋爱的程度，哪怕只是觉得"对方人不错"，也可能对大脑形成良性的刺激。惺惺相惜、相互爱慕的情感能让人的外表更显年轻，还能重新唤回自己对穿衣打扮的热情。从这个意义上说，人一旦失去了对异性的关注，身上的青春活力也将丧失殆尽。

25. 7小时睡眠是长寿的秘诀

日本2004年公布了睡眠时间与死亡率之间关系的数据。日本"爱知医科大学"的玉腰晓子教授经过12年（1988—1999年）的跟踪调查，在对大约11万日本人的睡眠时间调查后发现，人在睡眠时间为7小时（6.5～7.4小时）的状态下，死亡率最低；而与此相比，无论超过还是少于7小时，死亡率都会有所升高。

美国早有数据显示，睡眠时间为7小时的人最长寿，这次以日本人为对象的调查也得出了相同的结论。

如果将平时的睡眠时间以1小时为标准进行划分，并以柱形图（图2）表示死亡率，就会清楚地看到，无论睡眠时间长还是短，死亡率都有所上升，而7小时睡眠的死亡率是其中的最低值。图中用数字"1"代表7小时睡眠的人，结果显示，睡眠时间少于4小时的男性的死亡率比该数字高1.62倍，女性高1.60倍；睡眠时间超过10小时的男性的死亡率比该数字高1.73倍，女性高1.92倍。

由于人的睡眠时间会受到精神压力、疾病、吸烟、喝酒等因素的影响，研究人员在将这些影响因素排除之后发现，睡眠时间低于7小时的男性在死亡率上没有差异，女性的死亡率却增加了1倍；而在睡眠时间超过7小时的情况下，男女性的死亡率都没有明显的差异。

7小时睡眠是否有益身体健康？这个问题只有在原本睡得更多或更少的人将自己的睡眠时间调整为7小时后，才可能得到正确的结论。但通过目前的集体调查，至少有一点可以肯定，那就是7小时睡眠的人的死亡率最低。

假设睡眠时间为6.5~7.4小时的人的死亡率为"1"
（计算得出的睡眠时间排除了年龄因素的影响），睡眠时间
与死亡率的关系如图2所示。

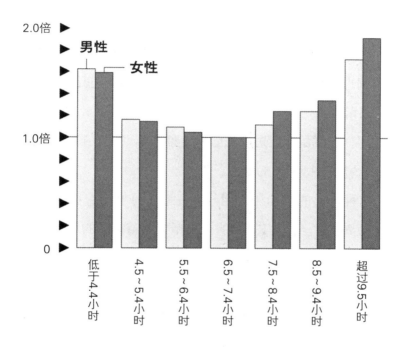

图2　睡眠时间与死亡率的关系图

119

人在睡眠过程中会分泌一种生长激素，都说"爱睡觉的孩子长得快"，这是由于睡眠过程中生长激素大量分泌的缘故。生长激素是一种与身体发育有关的激素，研究发现，这种激素具有多种功能，不仅能促进骨骼和肌肉的生长，还能在食物中的营养物质转化为人体组织的过程中加快代谢、控制血糖以及管理脂肪的吸收转化等。

美国正在进行一项使用生长激素保持青春状态的抗衰老效果调查，现在初见成效的部位是皮肤。至于能否恢复青春，目前尚在研究阶段，不过研究显示，生长激素还具有一种作用，那就是能促进肝脏分泌一种名叫"IGF-1"（类胰岛素一号增长因子）的物质。

这种物质的结构和作用与胰岛素十分相似，因而得名"类胰岛素"。因为IGF-1的分泌量会随着年龄的增长而逐渐减少，所以作为衡量年龄增长的生物学指标一直备受人们的关注。

正是因为生长激素能促进IGF-1的分泌，所以可以肯定，睡眠与长寿有关。顺便说一下，分泌生长激素最多的时间段是下午2～4点，如果条件允许，建议大家最好在这段时间里好好睡上一觉。

26. 游戏也要分好坏

一个人默不作声地玩游戏机与一群人吵吵嚷嚷地打麻将相比，试问，哪种游戏更健脑呢？

答案明显是打麻将。因为在打麻将的过程中必须要与人沟通，而要激发大脑活力，与他人面对面地实际接触非常重要。当然，四个人围坐在一起打麻将时，除了要"动手"之外，最好也要多"动口"。与一个人对着冷冰冰的机器玩游戏相比，玩麻将不仅需要多人凑成一堆，还必须一边想着对方的牌，一边思考自己下一步该打什么，从大脑活动上来说，两者之间存在着很大的差别。不仅是麻将，像桥牌、象棋、围棋等需要揣测对方出招的对弈游戏对于激发大脑活力都大有好处。

总之，要玩游戏的话，建议大家尽量多选择那种与对手共同参与的游戏方式。但有一点要注意，千万不要边打麻将边吸烟哦。

27. 雕刻家和画家为什么活得长

日本雕刻家平节田中（107岁）是一位百岁寿星，据说在他过100岁生日之前，便已经给自己买好了以后30年雕刻所需的全部木材。他曾写道：六十、七十，人生尚早。无独有偶，同为雕刻家的北村西望也活了102岁。

画家当中也不乏长寿之人，小仓游龟去世时享年105岁，片冈球子103岁，帕布罗·毕加索91岁，马克·夏加尔97岁……

尽管不是每位画家或雕刻家都能长命百岁，但在人们的印象中，他们中的许多人的确都很长寿，而他们之所以长寿，主要是因为从事这两种职业的人都善于动手。加拿大脑外科医师W·潘菲尔德曾绘制过一张名为"感觉区小矮人、运动区小矮人"的区位图。这幅图没有按照身体各部位的实际大小来描绘其在大脑中的比例，而是按照与大脑的关联程度对身体各部位与大脑的关系问题进行了全新的诠释。从这幅图我们可以清楚地看到，动手的部位在大脑中的比重比动脚的部位更大，这意味着，经常活动双手可增强大脑的活力。

换而言之，也就是说，热爱并一直从事创造性工作的人能让大脑持续保持活力。

另外值得一提的是，无论是画家还是雕刻家，除了在创作过程中之外，平时也都有着明确的创作主题，说得通俗一些，就是知道自己想画（想雕刻）什么，这一点也非常重要。

我们也可以将创作意图理解为他们的存在价值，一辈子坚持追求自我价值应该也是他们能够获得长寿的一大原因。在艺术家和企业家中，有许多人都很长寿，究其原因，或许正是因为他们的工作能更好地体现自己的人生价值吧。

我一直建议大家，要想健康长寿，必须调整好自己的饮食、运动和生活习惯，而明确的人生价值要比这些因素更加重要。

当人清楚了自己的人生价值，有了想要去做的事情，自然能活得长久。所谓的人生价值未必非要像画家或雕刻家那样目标明确、主题清晰，比如，也可以爬几座名山、探访名胜古迹、拍拍风景照片，或者选择跟子孙们坐在一起，喝着小酒畅谈人生……要知道，将自己的人生经验告诉子孙后代也是非常有意义的事情。

毕竟人生价值这种东西要靠自己创造、由自己决定。

28. 好好看看自己20岁时的照片

当看到自己20岁时拍的照片，你或许会感叹："那个时候真年轻啊！"不过，我让大家看这些照片的目的不是为了让大家缅怀过去，而是希望大家看清楚自己20岁时的身体状态与现在有什么不同。

想必大部分人在20岁时要比现在瘦很多，体形也会更健美一些，若论体重的话，大概会比现在少10千克左右。

我在前面曾经讲过，一辈子体重变化不大的人更容易健康长寿，而让我得出这个结论的灵感正是来自于20岁时的照片。

日野原重明医师二十几岁时体重是60千克，与现在相比，脸上没有什么皱纹，明显年轻得多，但从容貌和体态上看，却几乎看不出什么变化。我从日野原医师的口中得知，他目前的体重是63千克。由此可见，保持恒定的体重是保持容貌和体态不变的重要因素。

一般来说，体重与二十几岁时比变化不大的人不容易患代谢综合征，也不容易患糖尿病。

BMI是衡量一个人的体重是否达标的重要参考。BMI是英文body mass index的简称，是用体重（单位：千克）值除以身高（单位：米）的平方得出的数字。

假如某人体重60千克，身高1.70米，其BMI的计算方法应为$60÷（1.7×1.7）$，结果是20.76。对照标准值22可知，这个人有点偏瘦，身高1.70米的人的标准体重应为63.58千克。

标准体重的计算方法是以$22×身高（米）^2$得出的。

日本肥胖学会规定，22是BMI的标准值，BMI大于25属于肥胖，小于18.5属于过低体重。

那么，你在20岁时的体重是多少呢？是不是原来还很苗条，后来就发福了呢？建议大家重新看看自己20岁时的照片，回到当初那个时候——相信这也是一条通往健康长寿的正确之路。

29. 积极参加同学聚会

当你去参加一场同学聚会，见到了好久不见的老同学，你会发现，他们中间有些人老得很快，有些人却与当初上学时相比变化不大，仍然非常年轻。

如果同学聚会上那个很显老的人是你，那也怪不得别人，责任都在自己身上。有"啤酒肚"的人一般都吃得太多，又缺乏运动。从预防疾病的角度而言，要想预防癌症，往往较难办到；但要预防糖尿病、高血压、肥胖等疾病，却是相对容易做到的。借同学聚会的机会，可以跟你的朋友比一比，看看大家在身体上有什么变化。

参加同学聚会的人一般是自己的初中、高中或是大学同学，大家一般都是在相似的社会环境下成长起来的，在年龄不断增长的过程中，乘坐的交通工具、使用的通信网络以及家庭用品的电器化程度也大致相同。

如果是第二次世界大战以后出生的日本人，自然对战争一无所知，却应该亲身经历了日本经济的高速发展期。同学们或许工作不同，但身处的社会环境基本一致。看看自己昔日的老同学，你会发现，那些对食欲不加节制又没有进行过像样的体育锻炼的人，身体变得越来越臃肿；而那些始终严格要求自己的同学，在身材上跟过去并没有太大的变化——日常生活是否节制，在同学聚会上通过身体的变化便会暴露无遗。

所以，大家在下次参加同学聚会的时候，不妨仔细地观察、对比一下。

就男同学之间的比较来说，有很多人都输在头发越来越少这一点上，就算在这方面无能为力，起码在保持身材上，也请一定不要轻易认输。

30. 目标直指100岁生日

我本人一直从事有关长寿基因和阿尔茨海默病的研究工作，因此，长期以来，见到过很多迎来自己100岁生日的老寿星。

从一开始，我就坚信，阿尔茨海默病在不久的将来一定会被人类征服；在有关人类寿命的研究上，事实也已证明，人类完全有能力活过100岁。在目睹了许多老人快乐地过完100岁生日之后，我更坚定了自己的这种想法。

于是，我定下了这样的目标：要平安、健康地活到100岁，并跟家人、朋友们一起过生日。

在我看来，要想健健康康地迎来自己的100岁生日并不太难。

至于健康长寿的方法，我在本书中已经有过详细的介绍，相信其中既没有什么方法是需要付出格外努力才能办到的，也没有什么特殊的要求，就算有些条件必须遵守，也绝不是什么难事。

过去我也曾觉得活到100岁有点像是痴人说梦，但如今我相信，这个梦有可能实现。

而且，大家也完全有可能活到100岁——对此我深信不疑。

31. 能抗衰老的洗浴方法

一直以来，日本都被视为最爱洗盆浴的民族。的确，在日本，天天泡澡也不是什么稀罕事。很多人或许会问：要是只为了保持清洁，冲个澡或洗洗淋浴就足够了，何必要坐在浴缸里泡澡呢？

　　然而，在日本人看来，能在浴缸里好好地泡个澡是消除全天疲劳的最大享受，那种舒适、惬意的感受恐怕只有经常泡澡的人才能体会到。

　　在泡澡的时候，有几点需要注意。第一点是水温不要过高，略微高于体温即可。

　　第二点是不要过度搓洗身体。其实泡澡时不必用力搓洗，只要在浴缸里多泡一会儿，污垢就会自然消失。如果搓得太狠，保护真皮的表皮就会遭到破坏，因此，洗的时候只需稍稍用力就足够了，主要目的是将身体出汗的部位清洗干净。

　　第三点是在享受泡澡乐趣上下功夫。在浴缸里加入浴液或者芳香精油，都能为泡澡增添更多的乐趣。泡在温度适中的水里，让自己全身心地感受泡澡的愉悦，相信这绝对是繁忙的工作之余最好的放松方式。

32. 寻找适合自己的七种减压"利器"

　　要想缓解精神压力，可以选择一些有效的减压工具。

　　生活在快节奏的现代社会，我们经常会受到外界环境的困扰，给自己带来心理压力。这些压力不仅来自日常工作，有时电视、电脑中散播的信息也会令人心情紧张。当乘坐的电车上拥挤得透不过气，当无意间碰到别人的肩头马上遭到一记白眼，当想要的东西得不到……很多情况都会给人造成无形的压力。

人们常说："人活着就需要有一定的压力。"话虽如此，但现代社会的精神压力也未免过于泛滥了。

所以，我想很多人都希望拥有消除精神压力的减压"利器"，而我在此要向大家介绍的减压"利器"是我们身边常见的一些毫不起眼的小东西。

之所以说这些东西毫不起眼，是因为在别人眼中这些东西用处不大，然而，对于需要它的人来说，却有着为我们消除紧张情绪的大功用。

比方说，一支用了多年的钢笔、一瓶自己喜欢的饮料（如矿泉水等）、一张宝宝的照片（如家人的合影）、一盒巧克力、一团手感柔软的棉花、一瓶精油（可以带有熏香）、几根香蕉……把这些自己钟爱的东西放在书桌的一角，在感到精神疲惫、压力过大的时候，随手拿起其中的某件物品，或是远远地看看它们，这样便能起到缓解紧张情绪的神奇作用。

在选择减压物品时，不要选取那些可能让人联想到工作的东西，如果不放家人合影，放一张自己心爱的宠物照片，也能令自己心情愉悦。

说到食物，以香蕉为例，因为这种水果中含有丰富的B族维生素，所以它对于缓解紧张情绪非常有效。同样有效的还有巧克力，只不过在购买时，应尽量选择略带苦味的黑巧克力。

就算摆在那里只看不吃，相信这些食物的存在，也会让人安心。

适合你的减压"利器"又是什么呢？赶快找找吧！

33. "无病息灾"不如"一病息灾"

有一个人因为患糖尿病定期去医院接受检查。

他过去常常抱怨："检查内容总是那么几样，验血、验尿，再就是听医师嘱咐几句而已。"但有一天，医师在给他做检查时，发现了某些异常情况，在经过仔细检查之后，发现这位患者得了癌症。这位患者是癌症早期，他住院时间很短，而且预后良好，后来并没出现什么大问题。

事实上，那些患有某种"老毛病"、需要定期去看医师的人反而更容易及早地发现重大疾病，有更好的预后，一直保持健康状态，从而活得更长久。

相反地，有很多例子显示，平时从没生过病的人一旦突发重大疾病，往往回天乏术、性命不保。我常听他们感叹"要是能早发现、早治疗就好了"。

"无病息灾"，也就是说，对自己的病情全然不知，看上去非常健康，但或许这只是表面现象，有时我们在不知不觉之间容易忽略病情，这会导致治疗的延误。

从这个意义上讲，为了治疗"老毛病"定期往医院跑或许非常不便，但也未必全无益处，说不定还要感谢"老毛病"救了自己一命呢。

而且，定期去医院接受检查可能起到延缓病情发展的作用，就冲这一点，也应该心存感激。其实即便身患顽疾，只要每天过得舒舒服服、开开心心，也能活出健康来，千万不要对自己的病情过度担忧。

34. 测一测自己的长寿激素值

有人将长寿者的通性或衰老的标准称为"生物学指标"，只要掌握了这一指标，就能知道自己能否长寿。

自1958年起，美国马里兰州巴尔的摩的老化研究所展开了一项针对居民的健康调查。

对该地区65岁以上健康男性长达25年的跟踪调查结果显示，能够健康长寿的人存在三点共通之处。

☐ 体温低。

☐ 血液中的胰岛素浓度低。

☐ 血液中的脱氢异雄酮硫酸盐（DHEA-S）浓度高。

关于体温低的问题，大家可以回想一下前文中提到的从冰箱中的酵母里发现SIR2长寿基因的相关内容，冰箱恰恰意味着一种低温状态。另外，前文中还提到过一项实验，其结果显示，受到热量控制的猕猴活得更健康、更长久，而这些活得更久的猕猴也都具有体温低的特点。

至于人类，当人类处于体温低的状态下时，身体代谢会随之下降，并最大限度地抑制人的活动能力，从而使多余的能源得以保存。当然，这一点与胰岛素的浓度也有关系，不过，可以肯定，不浪费能源绝对是健康长寿的一大秘诀。

DHEA-S是一种激素，这种激素被视为性激素——睾酮和雌激素的激素前体。所谓"前体"，意思是指"处于前一阶段的物质"，说得通俗一点，就是形成性激素之前的一种物质。

在进入青春期之前，人体内的DHEA-S含量极低，而进入青春期后，DHEA-S的含量将明显增加，并在20岁时达到顶峰。20岁后，人体内的DHEA-S含量又将随着年龄的增长而逐渐减少。

日本九州大学医学部的名和田新教授率领的研究小组在对90岁以上的超高龄女性进行调查后发现，在这些人中，有一个人的DHEA-S几乎与40来岁的妇女一样高。这位老奶奶身体非常健康，从未患过生活习惯病，在接受阿尔茨海默病检测时，其测试的结果也完全没有问题。

尽管目前人们尚不明确DHEA-S在人体内的作用，但根据对DHEA-S受体的检查结果，名和田教授分析认为，DHEA-S在人体内有可能发挥着消除炎症、预防动脉硬化、促进胰岛素分泌的功效。如果这种激素增多，不仅能预防动脉硬化等生活习惯病，还可能增强人们对疾病本身的抵御能力。

关于胰岛素，有数据显示，糖尿病患者很少有人能活过100岁。另外，实验发现，线虫发生胰岛素受体基因缺失而导致胰岛素信号下降时，其寿命能延长2倍。当线虫的胰岛素受体丧失功能后，即便周围有很多吃食，线虫也会以为没有食物，从而使自己进入冬眠状态，同时，其代谢功能也随之下降，因此得以存活得更久。

人类如果出现胰岛素异常，一般有两种情况：一种是葡萄糖进入血液后，胰岛素无法分泌或分泌量极少；另一种是胰岛素分泌正常，但不见效或出现负面效果。一旦出现负面效果，大脑将发出指令，要求分泌更多的胰岛素，使负责分泌胰岛素的胰腺不堪重负，从而导致病情的进一步恶化；如果只是胰岛素分泌量少，则一般不会给胰岛造成影响。无论属于两者中的哪种情况，其结果都会患上糖尿病。

"血液中的胰岛素浓度低"说明体内的胰岛素在正常发挥作用，且分泌量适中。这种情况下，离诊断糖尿病的标准还很远，想得糖尿病都难。

DHEA-S和胰岛素这两种物质可影响人的寿命，在日本，一些老年诊所可提供测量DHEA-S值和胰岛素值的相关服务。

35. 吸烟是延缓衰老的大敌

吸烟的危害不用说想必大家也都知道。吸烟者的特征之一是有着一张"烟枪脸"，爱吸烟的人往往皱纹多，皮肤也比一般人老得快，面容看上去比实际年龄大很多。

吸烟导致体内的维生素C遭到破坏，造成皮肤胶原蛋白的缺失，皮肤弹性差；同时，在活性氧的作用下，斑点容易滋生；由于血行不畅，嘴唇和皮肤的颜色也很暗淡——这就是由吸烟造成的"烟枪脸"。

研究人员在对一对双胞胎进行跟踪调查后发现，吸烟者的"烟枪脸"特征非常明显。报告称，这一对双胞胎长得并不相像，经常有人质疑他们是否是双胞胎，在经过调查后，研究人员得出结论：吸烟是造成双胞胎长相差异的主要原因。这对双胞胎中，一个人不吸烟，另一个人吸烟，而正是这一细微的差异造成了相貌的明显不同。记得电视上也曾对此有所报道，让我感受了吸烟的危害。

　　倘若一直吸烟，就会变成前文描述的那种"尊容"。由于看惯了自己的脸，本人或许察觉不到，可如果有一天碰到了一个不吸烟的"自己"，想必连你自己也会吃惊不小。所以，当烟瘾上来时，就请多想想那张"烟枪脸"吧。

　　或许有人会说："之所以戒不掉烟瘾，是因为吸烟能缓解心理压力的缘故。"对于拿这个当借口的人，建议你不妨读一下前文中"减压利器"的相关章节。要给心理减压，并不是只有吸烟一种途径，减压的办法有很多，我们何必非要选择对身体有害的那一种呢？

　　现在，市面上推出了很多戒烟产品，比如戒烟贴、戒烟口香糖……只要善加利用这些产品，相信要戒烟并没有那么困难。

36. 体检结果要仔细收好

体检能在一定程度上帮助那些身患顽疾、需要定期去医院复查的患者及早地应对某种突发性疾病，但对于没有疾病的健康人来说，仅仅依赖体检是远远不够的。

除了自己要定期接受体检之外，我们还应该调查一下，看看你们的父母、亲戚中是否有人患病，患的又是什么病。

像癌症这种疾病，或多或少与遗传因素有关，但未必都是遗传。心脏病、脑卒中患者往往有高血压病等疾病史，即便不是遗传，也可能是因为有着相同的生活习惯，例如，喜欢吃味浓的食物，或者从来不吃那些具有降血压效果的食品。吃饭挑食的"毛病"通常能清楚地反映父母的饮食嗜好，而这也可能正是某些人患上高血压病的真正原因。

是否有人曾建议你去做一次全面的健康体检呢？体检结果中如果有的项目亮起了"红灯"，那么，千万不能麻痹大意，要知道，无论遇到什么疾病，早发现、早治疗都是最好的解决方法。

每次体检的结果都应该妥善地保管好，体检最重要的是了解过程，也就是说，关键是要弄清楚每次体检的各个项目都发生了怎样的变化。

如果看到体检结果，发现各项指标都合格，便放下心来、把报告单随手扔掉，那么，体检的意义必然会大打折扣。体检结果一定要仔细收好，对于各个项目的变化，自己也应该做到心中有数，形成习惯之后，便自然会对自己的身体更加关心起来。

只要坚持做到这一点，相信我们一定能够更好地抵御疾病，走上健康长寿之路。

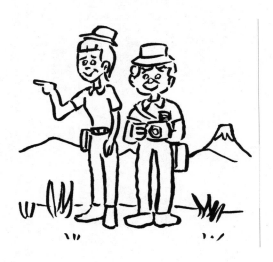

第三章

超级简单！抗衰老训练入门

运动篇

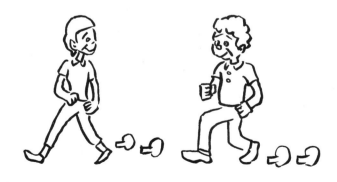

1. 全球第一寿星——卡门老人的健身方法

　　《吉尼斯世界纪录大全》中收录的全球第一寿星——詹妮·路易·卡门1997年去世的时候享年122岁。说到卡门老人多年坚持的体育锻炼，主要就是击剑和骑自行车。卡门老人是从85岁的时候才开始练习击剑的，很难想象一位85岁高龄的老奶奶会爱上击剑这项紧张、刺激的体育运动。

　　提起击剑，日本击剑运动员太田雄贵曾因在2008年北京奥运会上摘得一枚银牌而备受人们的关注。击剑需要采取深蹲的姿势，因此，对于下半身肌肉的要求非常高。运用击剑与对手对抗时，必须要将臀部至脚尖的神经和肌肉全部调动起来，不光下盘要稳，上半身也要很好地保持平衡，否则，剑就很难刺得漂亮。"既要上半身保持不动，又要行动敏捷、迅速"正是击剑的基本要领。

　　虽说肌肉力量十分重要，但也并不需要发达得超乎常人那么夸张，只要达到大众化的肌肉程度即可。据说要想练好肌肉力量，除了要接受短跑、长跑、跳跃、上下楼梯等训练项目之外，还必须有意识地进行高抬腿和拉伸大腿后部肌肉的相关练习。

　　尽管我并不知道卡门老人身前都进行过哪些锻炼，不过，可以想象，她的腰腿力量必定足够强健，而良好的身体平衡能力也一定是长期训练的结果。

卡门老人在100岁之前一直都有骑自行车的习惯，想必如此矫健的身手与击剑练就的腰腿力量和良好的平衡感觉不无关系。

对于老年人来说，锻炼腰腿和培养良好的平衡感觉都非常重要，这两点做得好，首先人就不会摔跤，不用担心会长期卧床。

虽然不知道卡门老人具体的骨密度，但不难想象，她的骨密度一定相当正常，一辈子与骨质疏松症无缘。

看看卡门老人，不能不让人感叹：不愧是活了122岁的老寿星，活法的确与众不同！

2. 先从锻炼腰腿做起

路易·卡门老奶奶是法国人，那么，日本的百岁老人又是怎样的呢？

下面介绍的这位日本人名叫板桥光，板桥老奶奶活了106岁，为了拍摄电视节目《寿命——取决于遗传还是环境》，我曾有幸拜访过她。当时，三浦敬三和板桥光两位老人为我们的节目提供了很大的帮助，从他们那里，我们获得了遗传基因等与长寿相关的多项数据。

据说板桥老人在她百岁高龄时仍在从事着教授日本传统舞蹈的工作。42岁那年，她才开始爱上这门艺术，后来，便成了专业的舞蹈老师。在带学生的同时，她每周还要乘坐公共汽车或电车到她老师那里上两次舞蹈课。从精神状态上，根本看不出她是一位年逾百岁的老人。

除了每周两次的舞蹈练习之外，板桥老人还非常喜欢走路，她这样做并非是像三浦老人那样有目的地为了滑雪而加强锻炼，似乎完全是出于个人喜好，而且还颇有点乐在其中的味道。

板桥老人的例子中特别值得一提的是她所从事的锻炼项目——日本传统舞蹈。跳日本传统舞蹈的时候，人需要放松腰部，用靠近中腰的位置去跳。要做到这一点，除了腰腿之外，从头部到指尖的整个身体也必须协调，如果骨骼或肌肉不够强健，就很难顺利地跳下去。

我们对板桥老人的生理年龄调查后发现，她的骨骼强韧程度为75～80岁老人的水平，而大腿的肌肉力量、步行能力以及平衡能力也与普通的85岁老人不相上下（图3）。总之一句话，所有检查结果都显示，她的生理年龄比实际年龄要年轻得多。应该说，正是因为坚持不懈的舞蹈锻炼，才最终造就了板桥老人的"不老神话"。

　　板桥光老人的特征是其各项指标在整体上都很均衡。这应该归功于日本传统舞蹈在动作上对身体协调性的严格要求。

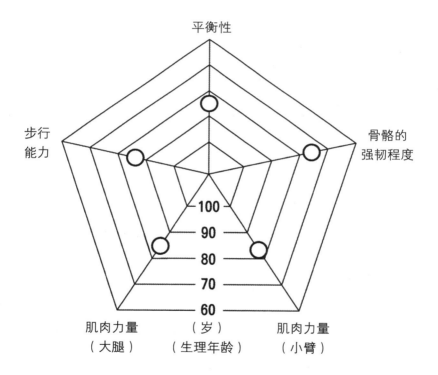

图3　板桥光的生理年龄

三浦敬三老人在坚持滑雪锻炼的同时，也进行着多种形式的体育锻炼。例如，一边扶着椅子一边双腿交替屈膝深蹲就是他每天必做的"功课"之一。

三浦老人每年至少有120天都在滑雪，其运动量与板桥老人的日本舞蹈相比几乎等同，甚至更大，正因如此，可以想见，他的腰腿也是非常强健。

从生理年龄的调查结果看，三浦老人的骨骼强韧程度为60岁，大腿的肌肉力量为65～70岁，步行能力为80岁，平衡能力为90多岁（图4）。其中尤其让人感到吃惊的是他的骨骼强韧程度，竟然有60岁这么年轻！我想，这除了与他的饮食、生活习惯有关外，平时的日常锻炼也起了很大的作用。

无论是路易·卡门练习的击剑、板桥光的日本传统舞蹈，还是三浦敬三的滑雪，其共通之处在于，这些都是锻炼腰腿的健身形式。

所以，要想活到一百岁，应该先从锻炼腰腿做起。

　　三浦敬三老人以拥有60岁生理年龄的强韧骨骼而占有绝对优势，大腿的肌肉力量也相当于60多岁的普通人，这些都是平日训练的结果。

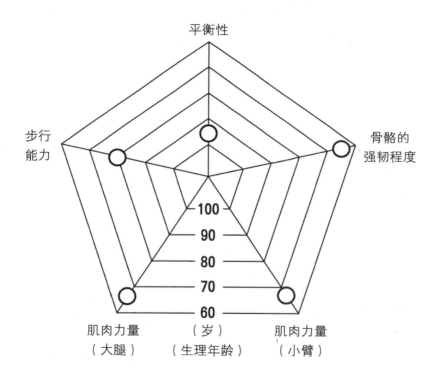

图4　三浦敬三的生理年龄

3. 走1万步也要先从500步练起

走路是人们随时随地都能进行的最佳运动，"长走"一词如今也早已被大众所熟知。常听人说"每天步行1万步对健康大有好处"，虽然步幅大小因人而异，但要走上1万步，怎么也得花上一个半钟头，所以，从一开始就要求自己每天走满1万步，其难度确实不小。

我们每天的步行时间、步行长度各不相同，即便抛开这些不确定因素，我仍建议你在做好每天走1万步的打算之前，应该先从每天多走500步做起。以步幅为70厘米计算，500步就是350米，倘若放在日本的大城市，差不多相当于公交车两站间的距离。

如果可能，应尽量每天留出步行的时间。比方说，以每次步行5分钟为例，你可以在1天之内多走几个5分钟，每次走的时间越长，运动的效果就会越好。每次长走的时间应该坚持20分钟，这样不仅能提高基础代谢，也能消耗更多的能量。每天坚持走20分钟，对于减肥也非常有效。

但是，要注意一点，千万别从一开始就运动量过大。正如我刚才讲到的，应该每天多走500步，循序渐进地加量，如果以走1万步为目标，那么，你可以在目前步行距离的基础上从每天多走350米练起。

如果按时间计算，步行350米应该花不了5分钟，走得快点的话，两三分钟足够；按照这个速度，每次多走1000步，最多也就10分钟——相信以这种幅度叠加的话，实行起来会轻松很多。

尽量走着去车站、稍微多走几步去购物、多走几步到离家较远的饭馆吃点东西……多在走路上花点心思、动动脑筋，既省钱又健身，何乐而不为呢？

4. 你知道上下坡运动——sloping吗

我们走路时常会遇到上下坡，有些城市的坡道很陡，人走起来相当吃力。在强度方面，走上下坡的运动强度是我们走在平路上的2～3倍。

人们给爬坡、爬楼梯这样的运动起了个名字叫"sloping"。即使坡道比较平缓，也能起到锻炼下半身的作用，所以，看到有坡道的话，大家不妨走走看。

上下坡时不能图快——sloping与长走的最大区别就在这里。仅是在坡道上慢慢走10～15分钟，就能感觉到运动效果明显提升。

专门爬上下坡固然有效，不过，我更建议大家不要刻意为之，可以在长走的途中遇到上下坡的情况下再来尝试。

这样锻炼的目的是给长走增加难度，当然，sloping运动不单是指爬上坡，也包括下坡。人在下坡时使用的肌肉与上坡时不同，而这正是sloping运动的魅力所在。

还有一种健身方法是背着身体上下坡。因为看不见前方的路，所以走的时候最好握住扶手。

背着身体走路时，可以让在人们正常行走时用不到的肌肉得到更好的锻炼，而且，对上下坡的感觉也会更加强烈。要知道，让以前用得不多的肌肉得到充分的运动也是激发大脑活力不可或缺的条件之一。

但要提醒大家的是，背着身体走平路或走下坡路时一定要多加留意，切忌单独进行这种锻炼。安全起见，必须有人陪在身边。

5. 练太极拳能健脑

肌肉包括屈肌和伸肌两种，在这两种肌肉的协调配合下，我们的身体才能活动自如。我们经常会看到一些热衷于展示自己肌肉力量的人喜欢摆出双臂弯曲、握紧拳头的姿势。从表面上看起来，这是典型的屈肌状态，但其实与此同时，手臂下方的肌肉是一直处于拉伸的状态中的。

有些健身方法能让屈肌和展肌得到均衡的锻炼，从而起到健脑益智的作用，例如，太极拳和日本传统舞蹈便属于此类。

无论是练习太极拳还是练习日本传统舞蹈，都要采取松胯的姿势，这就要求练习者既要使用屈肌也要使用伸肌，下蹲运动也是采用了同样的原理。

练太极拳必须在保持双膝微屈的状态下活动上体，尽管所有动作都打得非常舒缓，但实际上身体每时每刻都处在运动中。练太极拳最能得到锻炼的是大腿的股四头肌，股四头肌是人体肌肉中最大、最有力的肌肉之一，刺激股四头肌具有提高基础代谢、健脑益智的作用。

太极拳讲究呼吸方法，作为有氧运动也非常有效。练太极拳不仅有助于改善身体的平衡能力，也能锻炼肌肉力量，使人的呼吸方法更加科学，堪称一项益处多多的综合运动。

在中国，每天早晨都能看到老年人在公园里打太极拳的身影，由于这项运动老少皆宜，故而我认为值得向大家推荐。

6. 不论年龄多大都能练出肌肉来

三浦敬三老人一年中有120天都在练习滑雪，他挑战的主要是高山滑雪，没有雪橇之类齐全的装备，靠的只是一对滑雪板，滑的时候，自己先要爬到山顶，然后再踩着滑雪板向山下滑行。

他选择的滑雪路线往往是别人从未滑过的铺满积雪的斜坡，从没有人迹的雪地上滑过似乎总能带给他最愉快的精神体验。

正因如此，三浦老人平时一直坚持体育锻炼，而这也使他在百岁高龄依然有着一身健壮的肌肉。

在人们的印象中，人一旦上了年纪，再怎么锻炼也是白费，很难练出像样的肌肉；但事实上，无论多大年纪，就算90岁、100岁也照样能练出肌肉来。在这一点上，三浦老人就是一个最好的例子。

当然，要练就结实的肌肉，肯定离不开平时的体育锻炼。到了一定的年龄之后，应该尽量避免举杠铃这种高强度的健身方式，可以利用自身的重量或者具有弹性的橡胶健身圈（呼啦圈）做做体操，进行一些力所能及的肌肉训练。总之，可以肯定的一点是锻炼肌肉与年龄无关。

7. 反复交替练习"快步走"和"慢步走"

有谁知道"交替式训练"这种训练方式吗？说来话长，据说其创始人是在1948年和1952年两届奥运会的田径长跑项目上总共摘得4枚金牌和1枚银牌，被誉为"人类火车头"的捷克运动员艾米尔·扎托贝克。简单说来，交替式训练就是一种反复交替进行快跑和慢跑的训练方式。这种训练的强度很大，就连专业的田径运动员有时也会吃不消，但从训练的效果来看，的确相当不错。

三浦敬三老人将这种训练方式纳入了他的长走锻炼中，在走路时坚持采用快走、慢走两种方式，是名副其实的交替式训练。

他锻炼的具体方法是：在最初的15分钟先采用慢走进行热身；当心跳维持在每分钟100～115次后，再快速行走15分钟，使心跳提高为每分钟115～140次；接下来的15分钟再恢复为慢走，使心跳重新回到每分钟100～115次的水平。事实证明，这样走上45分钟，其锻炼效果比普通走路要明显得多。

8. 锻炼时留意自己的心跳次数

进行交替式训练时，心跳次数是判断是否需要状态转换的重要标准，这种心率（每分钟心跳次数）训练法的创始人是美国著名的运动医学专家Philip Maffetone博士，他研究发现，当每分钟心跳次数达到"180减去年龄所得的数值"

时，通常能获得最有效率的训练效果，这套理论后来被人们称为"180公式"。以50岁为例，用180减去50结果是130，它意味着130次/分是一个50岁的人在训练时能够达到的最理想的心跳次数。

然而，"180公式"提供的终究只是计算公式，真正计算结果时，还必须综合考虑几个条件：

（1）全年坚持锻炼且没有健康问题的人可以直接套用180公式，无须调整计算结果。

（2）如果一年内因患有严重疾病或遭受重伤等原因有一段时间无法运动，应减去10。

（3）如果平时缺乏运动或身体状况欠佳，应减去5。

（4）身体状态良好且比赛成绩持续提升的人应加5。

（5）经常参加比赛或多年认真进行体育锻炼的人应加10。

根据上述条件，也就是说，一个50岁的中年人进行体育锻炼时的最佳心跳次数应为130次/分，但如果这个人平时缺乏运动或身体欠佳，则应减去5次，以125次/分为准。

不过，这套公式在长寿老年人身上似乎并不适用。以三浦老人为例，他在进行交替式长走锻炼时的心跳次数最高达到了每分钟140下，正因为拥有如此强大的心脏，才使他得以在平时经受住多个训练项目的考验。

"180公式"既简单又便于记忆，建议大家不妨为自己也计算一下。每分钟心跳次数可以通过测量脉搏来加以计算，对一般正常人而言，具体方法是数脉搏次数15秒，然后用该结果乘以4，即可得到1分钟的心跳次数。

测量脉搏次数的正确方法如下：

①手心向上，将食指和中指搭在手腕关节偏下的位置，也可以加上无名指。②摸到脉搏跳动的地方。③手指并拢，把脉。④看表计时15秒，将数到的脉搏次数乘以4。

测量脉搏次数应当选在安静的时候进行，也可以在运动过后站立片刻再进行测量。一旦形成习惯，测脉搏就会变得非常简单。

在进行长走、马拉松等体育锻炼之际，都应当经常测量心跳次数，以便能更好地选择适合自己的运动强度，达到最理想的锻炼效果。

9. 利用桌椅做下蹲练习

有一种疾病叫作"运动器官综合征"。

运动器官综合征是指因身体运动功能无法正常发挥作用而产生的行动困难或行动不便的状态。

我们身体的正常运动离不开肌肉、骨骼、关节、神经之间的相互配合，这些组成部分统称为"运动器官"。

肌肉、神经等组成部分只要有一处出现问题，就会造成运动障碍。

当我们感到腰痛时，导致这一结果的病因有很多，骨骼、软骨或神经的问题都有可能。而且，由于运动器官之间相互关联，因此，有时某种病症的出现也可能是骨骼、神经等组成部分共同作用的结果。

运动器官综合征之所以长期受人关注，是因为随着年龄越来越大，每个人都有可能遇到腿痛、膝关节疼痛或腰痛导致的生活难以自理甚至是瘫痪在床的情况。

我们应该如何去做呢？答案只有一个，那就是必须加强腰腿锻炼。

下面我要为大家介绍一种下蹲练习。

双腿打开站立，与腰同宽；以脚跟为支点，脚尖外转30°。

上半身微微前倾（这是关键），腰部下落，从姿势上看，感觉像坐在坐便器上一样。

下蹲时，双膝应尽量弯成90°，初练者可适当降低强度，不要过于勉强。整套动作需下蹲5～6次，每天坚持练3次就能对腹部、背部、大腿、臀部的肌肉起到很好的锻炼作用。

　　还有一种下蹲练习采用的是双手交叉放于脑后、挺直后背、屈膝下蹲的方法。这种方法对年轻人比较适用，但对于老年人来说，因为上了年纪之后平衡能力变差，这样下蹲有可能导致后仰，如果蹲得过深，还可能造成肌肉疼痛，所以下蹲的时候千万注意不要蹲得幅度过大。

　　下蹲练习每天做3次，要像吃药那样天天坚持，一定不要忘记服用"下蹲健身药"哦。

　　还有一种更简单的健身方法是利用桌椅进行的下蹲练习。

　　这种练习同样需要腰部下落，但不同的是需要借助工具，具体步骤是先让上半身坐到椅子上，然后再站起来。做该练习时应当尽量把动作放缓，有意识地让腰腿用力，也可以用手指或整个手掌扶着桌子，以确保能够站得更稳。这种落座、站起的练习虽然简单，却是锻炼腰腿的有效运动。

　　还有一种利用椅子靠背进行健身的方法也很不错。

　　练习的时候，先将双手放在椅子靠背上，然后再抬起一条腿，保持1分钟不动，左右腿交替练习，一天练3次。如果感到站立不稳，可以马上抓紧椅子靠背，以保持身体平衡。

　　三浦敬三老人过去一直坚持进行这种简单、安全的下蹲练习，在下蹲的同时，他往往要用手扶住桌子，为自己的身体寻找一个合适的支点。

总而言之，无论选择哪种下蹲练习，都必须牢记两点：一是安全第一，二是切忌勉强。请相信，就算是强度不大的健身运动，只要做到坚持不懈，从长远来看，也必将有所收获。

10. 颈部健美操

假设有人在背后叫你的名字，这时，如果你能非常轻快地扭头顾盼，证明你的身体状态仍然年轻。

人上了年纪之后，当听到背后有人呼唤自己，通常不是扭头，而是将整个身体扭转回去。之所以出现这种变化，是由于包括颈关节在内的各部位关节越来越僵硬，以至于无法轻易转头的缘故。因此，要想保持青春，应该加强颈关节的锻炼，让颈部的转动更加灵活。

下面介绍的是一种三浦敬三老人每天早晨必做的颈部健美操。据说日野原重明医师与三浦老人对谈之后甚为钦佩，也产生了要亲自尝试一下的想法。

（1）坐在床上，背部挺直。

（2）慢慢低头，使颈部尽量下垂，直至无法再下垂时，抬头复原。

（3）接着慢慢向后仰头，使眼睛尽量看到天花板，直至无法再后仰时复原。循环做"步骤（2）"和"步骤（3）"20～30遍。前后的运动结束之后，再进行左右方向的颈部伸展运动，同样做20～30遍。注意运动适度，千万不要勉强。

（4）慢慢转动颈部，向右转15次，再向左转15次。全身放松，舒缓心情。

这套颈部健美操能有效缓解颈部和肩部的肌肉疲劳，每天早起做几分钟，还能起到不错的热身作用，因此，建议大家天天坚持，形成习惯。

11. 优美的身姿也能令人更年轻

过去，经常能看到一些弯腰驼背的老年人，他们中有些人的腰身甚至弯成了90°，让人不禁担心他们是否从小就无法正视前方。最近，或许要归功于营养状况的改善，像以前那样弯腰驼背的人似乎已经有所减少。

人一旦在姿态上出了问题，便往往给人一种老气横秋之感。每当我行走在异国街头，看到行人走起路来腰杆都挺得笔直时，总会由衷地为如此优美的身姿发出赞叹。有一次，我曾向一位旅居日本的英国人打听他们保持优美身姿的奥秘。

据他所说，从他们还是孩子的时候开始，大人们就不断地提醒他们要注意身姿，渐渐长大之后，自然而然会感觉像有什么东西牵扯着头顶似的迫使他们走路时抬头挺胸，有意识地保持优美的行走姿态。

要矫正人体姿态，有一种办法是将身体紧贴在墙壁上，让身体去记住什么是正确的站姿；还有一种方法更加简单，那就是将背部肌肉向正下方拉伸，使肩胛骨尽量下沉，只要能够做到这一点，身姿就会自然地漂亮起来。但要注意一点，做的时候千万不要用力挺胸，而是要让双肩垂直下沉。

为了端正姿态，可以买一个大穿衣镜，平时多照照镜子。如果身姿不好看，一照便可一目了然；而对于突出的小肚腩，也能看得更加直观。

当我们静静地面对自己的身体时，相信应该能够有所发现。

12. 收紧骨盆可防衰老

预防衰老需要保持好的心态，无论多大年纪都乐意出门，对于外出毫不抵触，做到这一点十分重要。当人不再愿意出门时，将意味着某种程度的自我封闭。

日本"东京都老人综合研究所"曾就高龄老人的居家情

况做过一项调查。结果表明，与经常外出的老人相比，足不出户的老人的死亡率高2倍，而在因腿脚不便导致无法出门的情况下，其死亡率更是正常老人的近4倍。

此外，另有数据显示，越是足不出户、不与别人来往的老人，罹患阿尔茨海默病的风险就越高。

年轻人爱"宅"的问题自然不可小视，同样，对于老年人常年待在家里的情况也应该引起足够的重视。老年人不愿出门的原因之一是怕尿裤子，很多人认为在别人面前因为憋不住而尿裤子是非常丢脸的事，可如果马上急着去上厕所又怕给其他人造成麻烦——例如，在旅行途中，明明附近有厕所，却不好意思要求停车——怀有这种心态的老年人似乎不在少数。

老年男性出现尿频、尿急，可能是前列腺肥大的表现，也可能是膀胱的问题，遇到这类情况，应当及时就医，还有一种有效的方法就是经常做骨盆收紧练习。

具体的练习方法是：仰面平躺在地上，双膝屈起，然后突然用力收紧肛门保持不动，5秒后全身放松，让肌肉休息10秒左右，再重新收紧肛门。每次练习需将上述步骤重复练习3遍，注意用力时腹部不要使劲，也不要憋气。除了平躺之外，也可以坐在椅子上进行这种练习。

13. 有助于增强咀嚼功能的伸舌运动

三浦敬三老人总能创造性地想出一些奇特的健身方式，伸舌运动便是其中之一。练习时，需要张大嘴巴，伸长舌头，据说这是三浦老人为了减少脸上的皱纹经过多番钻研创造的。

三浦老人有记笔记的习惯，每当看到或读到觉得不错的文章，就会马上统统抄到笔记本上。伸舌运动就是他根据平时所学研究得到的一大成果。

伸舌运动的具体做法如下：

（1）嘴巴张大，舌头尽量前伸。

（2）舌头摆向右侧。

（3）舌头回到正中，然后再摆向左侧（图5）。

 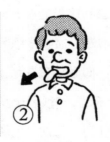 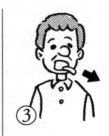

嘴巴张大，舌头　　　伸着舌头向右摆　　　伸着舌头回到正中，
尽量前伸　　　　　　　　　　　　　　　　然后向左摆

图5　伸舌运动

重复上述练习50遍，做完之后，下颌和舌头都会感到很累，而这是三浦老人每天必做的"功课"之一。

据老人的孙子三浦豪太先生介绍，三浦老人脸上的皱纹不多，而且脸色红润、很有光泽。由于做伸舌运动时需要张大嘴巴，千万要注意下颌，切勿造成下颌脱臼。

说起伸舌运动的功效，虽说不敢保证一定能令脸上的皱纹减少，但至少在吃饭时舌头的运动会更加灵活，对于促进食物的吞咽也会有所帮助。

吞咽食物的能力被称为"吞咽能力"，随着年龄的增长，人的吞咽能力也会越变越差。除了伸舌运动外，收腮、鼓腮、练习"一"字口形、咳嗽都是锻炼吞咽能力的有效方法，能为增强进食、吞咽等生活能力发挥积极的作用。

14. 人手一只平衡球

平衡球也叫G球或健身球，是一种直径在45~70厘米的弹力球。用这种球配合锻炼，对于身体健康大有好处。开发平衡球的本来目的是为了帮助患者复健，后来因其使用方便、身体负担小等特点，逐渐受到了人们的喜爱。

坐在平衡球上，只要前后慢慢运动身体，就能达到锻炼身体内侧肌肉的目的。人体所做的某些柔软动作是依靠内侧肌肉才得以完成的。加强身体内侧肌肉的锻炼对于防止摔倒非常有效。与外侧肌肉相比，要想专门锻炼内侧肌肉，不借助器具会比较困难。

人们普遍认为，适度的肌肉锻炼具有延年益寿的作用。不论在室内还是室外，要健身就必须要让身体动起来。

坐在球上保持身体平衡能让骨盆更加稳定，对于矫正坐姿、增强腰腿力量和双臂的灵活性也大有好处。运动量上去之后，这个动作还能起到预防肥胖的作用。

当身体在平衡球上坐稳，很容易就会发现身体变形问题。本打算笔直地坐在球上，可一旦身体出现变形，就会向球的左方或右方偏离出去，这种平时不易察觉的问题通过平衡球的练习立刻便会暴露出来。

选择多大的平衡球与每个人的体格有关，在挺直后背坐于球上时，如果双膝屈曲呈直角且大腿能与地面平行，则说明所选的平衡球大小合适。

练习平衡球的具体方法如下：

（1）坐在球上，坐骨结节直接与球面接触。

（2）双手打开，然后双臂前伸，此时肋骨应有拉伸感。

（3）用力向下拉伸后背肌肉，找不到要领时，可采取先耸起双肩再垂直落下双肩的方法（图6）。

挺直后背坐在球上，人体长轴与地面呈直角

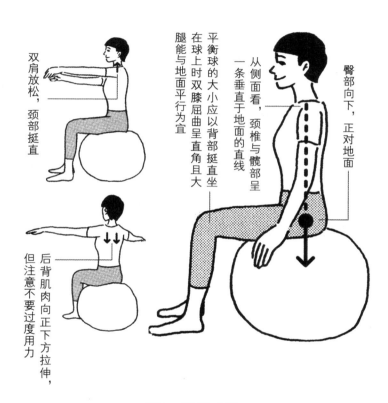

双肩放松，颈部挺直

后背肌肉向正下方拉伸，但注意不要过度用力

平衡球的大小应以背部挺直坐在球上时双膝屈曲呈直角且大腿能与地面平行为宜

从侧面看，颈椎与髋部呈一条垂直于地面的直线

臀部向下，正对地面

图6　平衡球操

15. 有意识地进行收身练习

这里所说的"收身"并不是借助健身带或健身圈进行的收身练习，而是有意识地收紧肋下或夹紧臀部之类的运动。

与练习平衡球一样，收身练习也能起到锻炼身体内侧肌肉的作用。

如果你不知道该如何收紧身体，可以坐在椅子上，将靠垫或浴巾夹于两腿之间，先用力夹紧，再放松全身。上述步骤重复练习5～10次，长此以往，即可得到收紧大腿和腰身的效果。

要收紧肋下肌肉，夹毛巾的方法同样适用；至于如何收紧臀部，则可采用肛门先用力收紧再放松的方法。

无论在电车上还是在办公室里，都可以随时随地、大大方方地进行这些练习，让我们从今天开始就试试看吧！

16. 天天坚持成习惯

每口食物嚼30次、早起练习颈部健美操、经常长走……要做到这些并不困难，因为看似全都可以轻易实现。

但有一点非常重要，那就是坚持。只有信念坚定，才可能形成习惯；而当形成习惯之后，自然便会拥有继续下去的动力——"习惯成自然"的道理正在于此。

当人们养成了长走的习惯之后，一旦遇到雨天无法锻炼，便会感到浑身不自在。如果真是这样，就证明习惯已然养成。

曾建议将"成年人病"更名为"生活习惯病"的日野原重明医师认为，生活习惯病是由不良的生活习惯所引起的，只要改变原有的恶习，养成良好的生活习惯，这类病就不仅可以预防，还可以根治。

众所周知，日野原医师本人就是具有良好生活习惯、一辈子活得健康长寿的范例。

所以，我们不妨用实际行动说话，在体会锻炼对健康的好处之后，坚持下来，养成习惯。

这就是健康长寿的基本法则。

17. 运动可阻止脂肪细胞增大

有关脂肪细胞分泌的激素——"瘦素"的话题，本书第一章中已经有所介绍。瘦素是在日本被研究人员发现的，这种物质能及时找到动脉中出现的损伤并渗入其中进行修复，对治疗由动脉硬化引起的血管损伤疗效显著。

另外，瘦素还能作用于肝脏和肌肉，向大脑发出分解脂肪的信号。

研究人员在测量瘦素的人体含量后发现，一般情况下，瘦素的含量会随着年龄的增长而逐渐减少，但三浦敬三老人和板桥光老人属于例外情况，其体内的瘦素含量一直维持在较高的水平。笔者认为，也正是由于体内高水平的瘦素的存在，才使这两位与同龄人一样患有动脉硬化的老人始终与心肌梗死和脑卒中无缘。

瘦素虽是脂肪细胞分泌的产物，但脂肪细胞一旦变大，便会停止分泌，因此，须阻止脂肪细胞增大，而阻止脂肪细胞继续增大的最好办法就是运动。

三浦敬三老人和板桥光老人一辈子都在坚持运动，这一点非常值得肯定。总之一句话，要想健康长寿，绝对离不开运动。

18. 填色游戏不是孩子的专属

下面我要介绍一种让人意想不到的健脑运动。有时候我们即使有想画画的念头，也很难真正下笔，因为既想画得像，又想画得好，一番思想斗争之后反而丧失了拿起笔的勇气；倘若再加上虚荣心作祟，一心求好，对作画就更是……

这种情况下，填色游戏可以成为一种满足我们作画欲望的很好选择。有些填色游戏使用的图画模板还是著名大师作品，例如，凡·高的《向日葵》《星夜》等。仅听名字有的人或许会感觉有点陌生，但只要看到画作，相信多数人会说"曾经见过"。用来玩填色游戏的图画都有现成的轮廓，你要做的只是填涂颜色而已。

玩填色游戏之所以能健脑，首先是因为它使用的模板都是家喻户晓的画作，可以唤醒我们脑海中对过去的某些记忆；其次，在涂色的时候，还需要我们从记忆的仓库里把曾经看过的画作的颜色回忆起来，当然，颜色调得不可能跟原画一模一样，但要想接近原作，也势必要花费一番脑筋。倘若想抛开原作的束缚，涂出自己的风格，跟原作的画家一决高下，则更需要开动大脑、全力以赴了。

填色游戏的优点在于，它既适合单人玩，也适合多人玩；填色的过程可以天马行空、随心所欲，也不需要多么高深的绘画技巧，人人都能上手。

让我们重拾儿时的记忆，都来做一做健脑益智的填色游戏吧。

19. 有心永远不嫌迟

通常当人到中年，挺起"将军肚"，身体逐渐发福之后，人们才会开始关注饮食和运动的问题。

有数据显示，从小注意保持苗条身材的人活得寿命更长。另外，研究人员还发现，人到一定年龄之后，只要能注意控制热能，并持之以恒地坚持下去，也能使寿命获得有效的延长。

英国伦敦大学的琳达-帕特里奇（Linda Partridge）教授研究发现，采取控制热能的方法饲养刚刚出生不久的果蝇，果蝇能活50天，相比于普通果蝇40天的寿命，可以多活10天。研究还显示，无论从果蝇出生后的第14天还是第22天起开始控制热能，果蝇的寿命均为50天；而另一组自从出生起便受到热能控制的果蝇在从第14天开始不再对其限制热能之后，寿命没能得以延长，只活了40天就死了。

实验结果表明，只要能够持之以恒、坚持到底，无论从什么时候开始限制热能的摄入都能见效。论文中没有写明果蝇死于何种疾病，但不难想见，不管死因如何，控制热能的措施对于减轻老化、延缓衰老必定起了某种作用。

因此还是那句话——有心永远不嫌迟，哪怕是从现在开始。